7万人《のべ》の
呼吸器を診た専門医が教える

「肺炎」に殺されない！
36の習慣

生島壮一郎
日本赤十字医療センター
前呼吸器内科部長

すばる舎

はじめに

皆さんは、この本を手に取っているこのときも、静かに呼吸をしています。

当たり前のことですが、寝ているときにはゆっくりと、走るときには大きく深い呼吸をしています。そして、そのたびに500ミリリットルのペットボトル1～4本分くらいの空気を吸い込み、吐き出しています。健康な人なら、**呼吸をするためになにも努力などしていない**ように感じていると思います。

全身のあらゆる臓器の活動に必要な酸素を得るために、私たちの肺は部屋のほこりやペットの毛、スギ花粉、さらには細菌やカビ（真菌）、ウイルスなどの〝困ったものたち〟も含んだ空気を取り入れながら、必要なものを選別し、不要なものを排除していく作業を、**死ぬまで絶え間なく続けています。**

そして、咳や痰、発熱などの症状が出て「肺炎」を起こしてしまったとき、ふだんはまったく意識していなかった**困った侵入者たちが、肺にまで到達してしまったことにはじめて気づくのです。**

日本人の死因として、がん、心臓病に次いで3番目に多いのが「肺炎」です。健康であれば、それほど頻繁に起きることのない「肺炎」ですが、肺に到達するまでのガードに弱点があると、炎症がくり返し起きるようになります。

30年以上も呼吸器疾患の臨床の現場に従事している私は、気管支や肺に〝傷〟ができて、そのために年に何回も肺炎や気管支炎に見舞われる方々と長いお付き合いをしてきました。

その〝肺の傷〟の原因はさまざまです。

肺の成長期にある子どもの頃の肺炎や喘息、長年の喫煙習慣などが、**肺に傷を残します。**さらには意外なもの――加湿器のカビや鳥の糞、お腹の脂肪や糖尿病、むし歯なども、肺にダメージを与えかねません。

この本では、肺という臓器の仕組みをわかりやすく説明したうえで、**肺の傷を増やさないための暮らし方**や、**呼吸力を高めるための具体的な方法**を述べていきます。読者の皆さんがすぐに思いつくようなものだけでなく、一見、肺炎とは関係のないような項目もあるので、驚くこともあるかもしれません。

肺は外界に直接通じている臓器であるため、その人を取り巻く環境の影響を強く受けています。デリケートな臓器なだけに、生きているあいだに小さな傷が少しずつ蓄積するのですが、肺は余力が大きいために、多少の傷には気づきにくいものです。しかし、いざ肺炎を起こしたときには、肺の余力がどれくらいあるかで生死が左右されることさえあります。

あのとき、**もう少し小さなことに気をつけていれば、ここまで炎症をくり返すことはなかったろうに**とか、あの時点でより正確な診断がなされて適切な時期に治療が開始されていれば、これほど重症の肺炎は避けられただろうに、と思うケースがしばしばあるのです。

もちろん、肺炎が起きてしまったときには、それをできる限り治療するのは当然ですが、**肺の古傷まで治癒させることはできません。**

ほんとうに大切なことは、肺に傷をつけた原因を知り、未然に食い止めることなのです。それができなければ、目の前の患者さんの苦しみを根本から取り除くことはできない――そんな思いもあって、筆者は医療現場の最前線から、病気を早期に見つけるための検診や、病気を回避するための予防を支える「産業医」へと、仕事の軸を移しています。

肺炎に限らず、呼吸器の病気は生命に直結することが少なくありません。日頃から少しでも肺の余力を蓄えて、いざというときに備えましょう。

この本が、**肺炎の予防の知恵**となり〝肺炎に殺される〟ような状況を回避する一助になれば幸いです。

第1章 まずは肺を知る

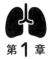

第2章

肺をいたわり、肺炎菌を遠ざける

第3章

高齢化時代と誤嚥性肺炎

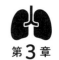

第4章

口腔ケアでリスクを減らそう

第5章

生活の中に潜む意外な肺炎

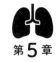

第6章

誰でもできる呼吸筋トレーニング

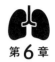

第1章

まずは肺を知る

この章では、まず呼吸器の構造と呼吸のメカニズム、そして命にかかわることもある「肺炎」という病気の基本について解説します。

01 自力では動けない肺という臓器

筆者が携わる「呼吸器内科」を受診する患者さんたちは、「肺炎」や「気管支炎」、主に喫煙によって肺や気管支が壊れてしまった「ＣＯＰＤ（慢性閉塞《へいそく》性肺疾患）」、そして「肺がん」などの病気にかかっている人たちです。

肺炎を再発しては入退院をくり返す人、呼吸が苦しいと訴えながらも喫煙を続けている人――。これらの患者さんと話をしていると、**肺の構造や呼吸の仕組みについて誤解されている**ケースが多いことに驚きます。

24時間休むことなく、働き続けてくれている呼吸器について真実を知っていれば、肺炎にかかったり、ＣＯＰＤが重症化したりするのを防ぐことができるのに……と歯がゆく思うことは少なくありません。

まず、最大の誤解は肺という臓器の構造についてでしょう。

「呼吸をする」というと、ラジオ体操の深呼吸のように、胸を広げてハーッと息を大きく吸い、フーッと息を吐き出す——そんなイメージなので、肺はゴム風船のような形をしていて、体内で柔軟に伸び縮みしていると思っている人が多いようです。

息を吸ったら、そのゴム風船が大きく膨らんで空気を取り込み、吐いたらゴム風船がしぼんで空気を押し出す。確かに、息を吸うと胸郭（胸のあばら骨で囲まれた部分）が広がるし、吐き出すとともに狭くなります。

しかし、肺は、**自分で膨らんだりしぼんだりしているわけではありません。**

肺の構造を身近なものにたとえるとしたら、「ゴム風船」よりは、伸縮性のある「スポンジ」でしょうか。

21ページの図のように、空気を蓄えた小さな球状の袋（肺胞《はいほう》）が集まってブドウの房のようになり、そこに空気を届けるための細い気管支（細気管支《さいきかんし》）がつながっています。そして、それらが無数の毛細血管に囲まれて、密林のように枝葉が密集したスポンジのような構造になっています。

全体像は、幹から次第に枝分かれして木の枝葉にいたる、**まさに樹木のようです。**実際に人の肺と同じ役目をするガス交換を行う臓器は、ナマコなどでは呼吸樹と呼ばれています。

そのスポンジの外側を被うのは、セロファンのような薄い膜（胸膜《きょうまく》）です。筋肉組織ではなく、ただの膜ですから自ら伸び縮みできません。そこで、呼吸をするために、胸郭を取り囲んでいる肋骨のすき間を肋間筋《ろっかんきん》が広げ、横隔膜《おうかくまく》は縮んで下がるといった具合に協調しあって動くことで、外側から胸郭を広げたり縮めたりするのです。胸郭内を陰圧にして肺を膨らませ、気管（木にたとえると幹）から空気を取り入れることになります。

私たちが息を吸うと、これらの外側から引っ張られる力で胸郭が広がり、セロファン（胸膜）に包まれたスポンジ（肺）全体に空気が送り込まれます。息を吐くときには、胸郭を外から押し縮めて空気を押し出します。

つまり、肺を取り囲む肋骨や筋膜、**筋肉などの組織の強さや柔軟性**こそが、よい呼吸ができるポイントになっているのです。

息を吸うとき（吸気）

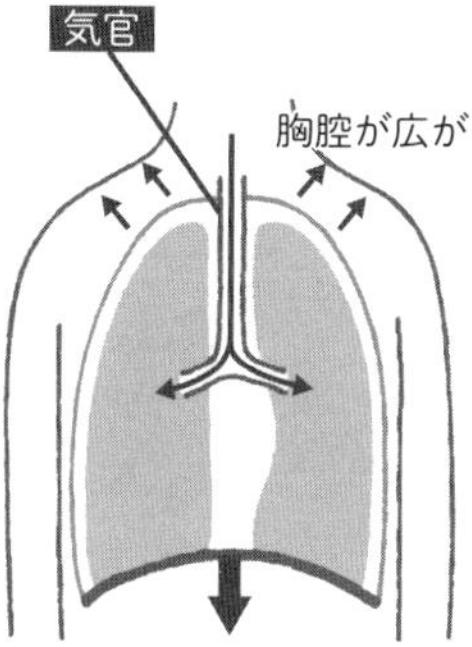

横隔膜が下がって
肺が膨らむ

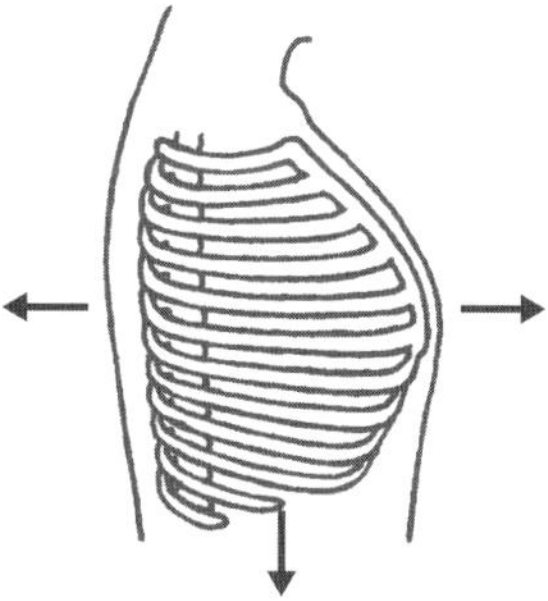

助骨が広がって
肺が膨らむ

息を吐くとき（呼気）

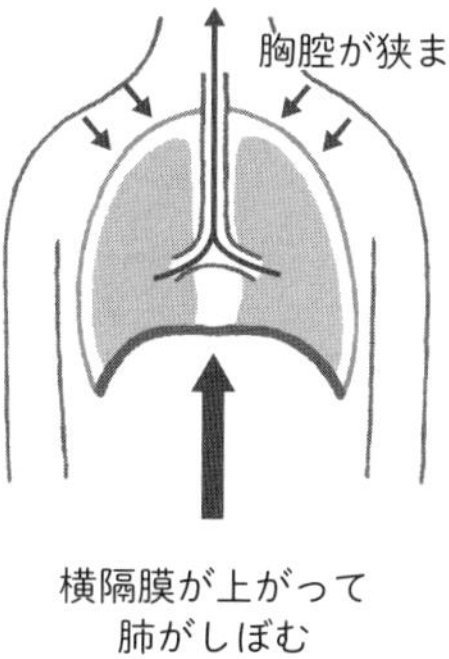

横隔膜が上がって
肺がしぼむ

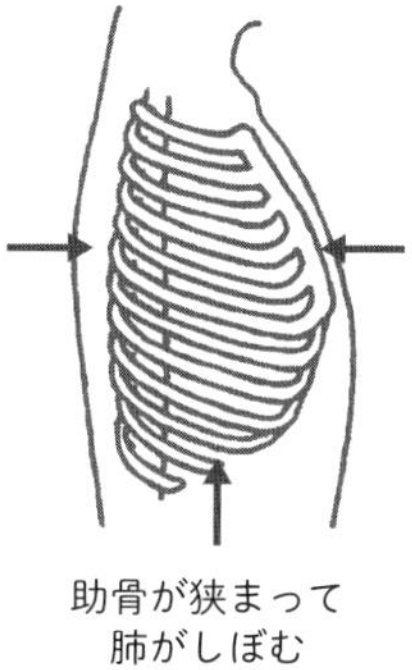

助骨が狭まって
肺がしぼむ

02

吸った空気と吐いた空気は別のもの？

私たちが生きるためには不可欠な、肺を使った「呼吸」についても、意外に知られていないことがたくさんあります。

たとえば、息を吸って、すばやく吐いたとき、吸いこんだ空気と吐き出した空気は、同じ空気だと思いますか？

答えはＮＯです。

吐く息の中身は、**たった今吸った空気とは別のものなのです。**

これを理解するためには、呼吸のメカニズムについてもう少し説明が必要です。

21ページで示したように、肺の内部のブドウの房のように枝分かれした細い気管支の先には、ブドウの実にあたる「肺胞」があります。肺胞の直径は１５０～

２００マイクロメートル、その数は約３億個とされています。肺胞を全部集めた総表面積は50〜60平方メートルとなり、息を吸ったときには肺胞も約２倍に膨らむため、総表面積は実に約１００平方メートル、部屋にたとえると約60畳もの広さです。

肺胞では、呼吸によって取りこんだ酸素を使って「ガス交換」が行われています。詳しく説明すると、肺の内部には、肺動脈が肺門（肺の入り口）から気管支に沿って取りこまれています。さらに、そこから枝分かれした毛細血管が、網目のように張り巡らされており、**取りこんだ空気に含まれる酸素を血液に溶かしこみます。**この新鮮な酸素が血流にのって全身の組織へと送り出されるのです。

さらに肺胞の血管では、全身の組織で**不要になった二酸化炭素を血液から受け取って肺胞内の空気に戻します。**それが再び気管支を経て、呼気として体の外に吐き出されるのです。この呼吸の仕組みを「ガス交換」と呼ぶのです。

その呼吸の際に空気の通り道となるのが、喉ですが、ここには空気のほかにも通るものがあります。

そう、食べ物や飲み物です。

なぜ同じ通り道でこれらが共存できるのでしょうか？

実は、食べ物の通り道である食道は、ふだんは平らにつぶれて狭くなっています。口からなにかを飲み込んだときだけ、すばやく食道が広がり、それを胃に送るのです。

左図のように、食道と気管とは喉頭の部分で二股に分かれていて、ふだん呼吸をしているときは、気道が開いていて空気を肺に送っていますが、食べ物や飲み物が通ることを察知すると、気管のフタを閉じて食道の方へ通します。

とても優秀な装置が働いているのです。

しかし、間違って、**食べ物や飲み物、唾液など空気以外のものが気管のほうに入ってしまう**ことがあります。これが、75ページで解説する「誤嚥《ごえん》」です。さまざまな理由で、気管にフタをする働きが衰えている高齢者や病気の人に起こり、これが肺炎の原因になることが多いので注意が必要なのです。

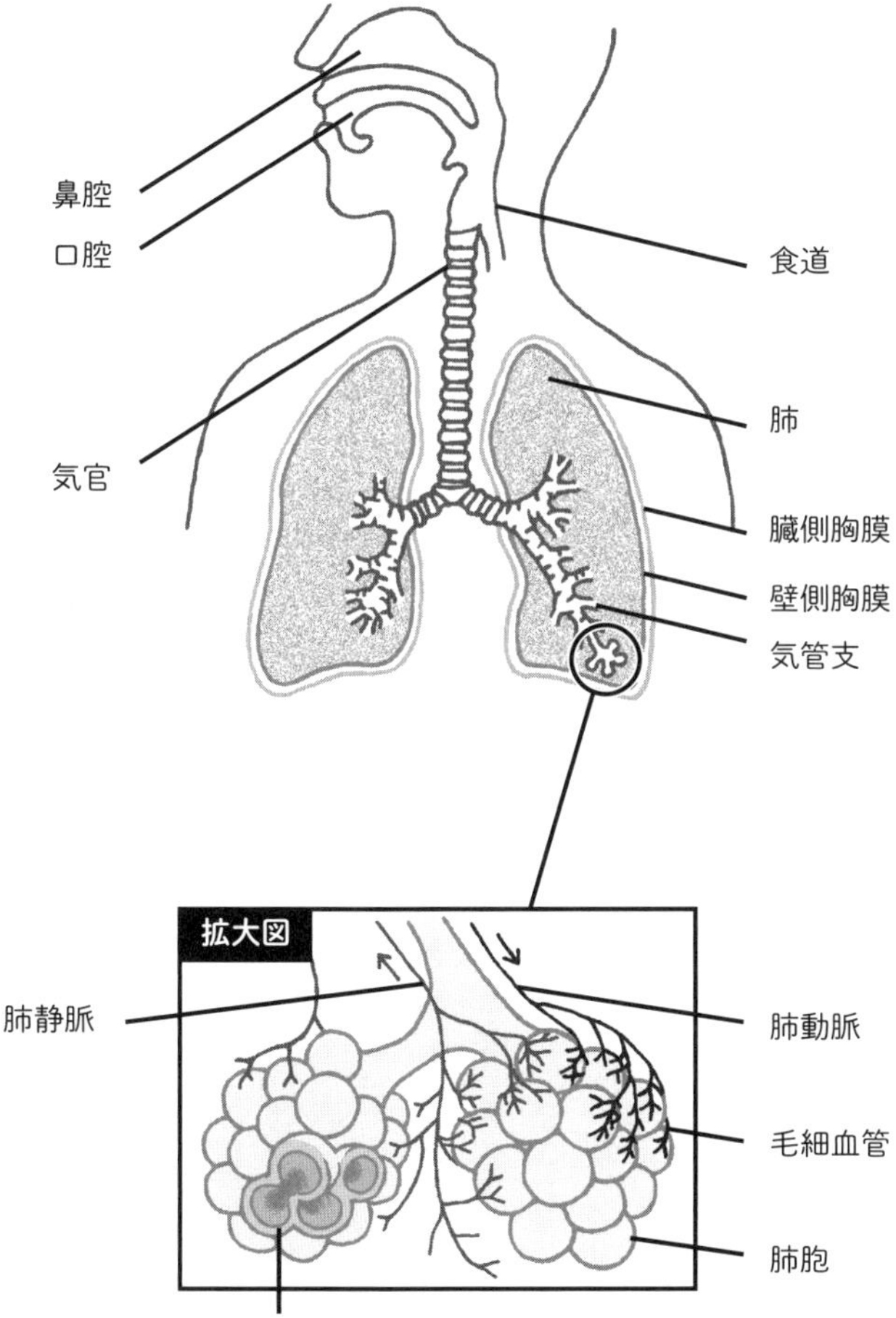

肺胞の断面
（直径 150 ～ 200 マイクロメートル）

03 怖い肺炎はなぜ起きる

さて、そんな大事な肺を傷つける肺炎とは、いったいどんな病気なのか？

正しく理解するところから始めましょう。

肺炎とは、**細菌やウイルスなどの病原微生物が感染することによって、肺に炎症をきたす病気**です。その背景や原因、そして病気の経過はさまざまです。

私たちの体はいくつもの臓器から構成されていますが、それぞれの働きや特徴があり、そしてそれらは炎症を起こすことがあります。皮膚が赤くただれたら皮膚炎、胃の内壁に炎症が起きるのは胃炎、腸であれば腸炎です。

このうち、皮膚炎や口内炎、結膜炎などを除けば、内臓の炎症は体の外からでは見えないため、痛みや苦痛があっても実際にどうなっているのか、自分でもわかりにくいものです。

肺は、鼻孔や口を介して外界とつながっているため、つねに外来者が侵入してくる状態にあります。通常の１回の呼吸で約５００ミリリットルの大気を吸入しますから、１日に８０００〜１万リットルもの大気を吸い込みます。

１リットルのペットボトル１万本という、とてつもない量の空気には無数の細菌やカビ（真菌）、ウイルスなどが含まれています。もちろん、それらの異物が容易に肺まで侵入しないよう、肺の組織や通り道である鼻孔や気道には、防御システムが備わっています。

まず、鼻毛は、細かいホコリなどをキャッチしてくれるフィルターの役割をもっています。近年、女性も男性も脱毛ブームで、「年間〇万円で全身脱毛し放題」のようなキャンペーンが横行しているために、鼻毛も処理してしまう人がいるようですが、とてもおすすめできません。

喉の奥まで進むと、気管支の内側の粘膜にも細かい線毛がびっしりと生えていて、異物が入り込みそうになると、いっせいに上へ上へと動いて、押し出そうとしてくれます。さらに、その線毛の表面には粘液が川のように流れており、異物を絡め取って排除してくれています。

このような空気の通り道を掃除してきれいな状態に保つシステムは**「気道クリアランス」**と呼ばれます。なんらかの原因で、この機能が低下してしまうと、細菌やウイルスなどの異物が肺まで入り込みます。そして、肺の中で防御している免疫細胞もそれを処理しきれなくなったときに、炎症を起こすのです。

炎症を自力で防ぎきれずに、肺炎にまで至る主な理由は、原因となる細菌やウイルスの量が多いこともあれば、加齢や気管支の古傷、慢性の持病、それらの治療による防御システムの劣化、長年の喫煙による気道のダメージなどが挙げられます。

肺炎の原因となる微生物として最も多いのは「肺炎球菌」で、「インフルエンザ菌」「肺炎マイコプラズマ」などがこれに続きます。カビが原因でおきる肺炎もあります。

ちなみに、肺の手前に位置する気管支と肺とでは、異物を排除するシステムが異なります。肺には気管支のような線毛は生えていないので、菌が入り込むと「マクロファージ」という**細菌などを食べながら動き回る防御細胞**が出動してガード役を務めます。気管支と肺との中間にあたる「細気管支」は両者の防御システムの移行部分にあたるので守りが手薄になり、攻撃の対象になりやすいと考えられています。

肺炎の前段階として、気管支に炎症が起きた状態を「気管支炎」といいますが、敵にもそれぞれ好みがあり、攻められる場所が違ってきます。

マイコプラズマは気管支を好んで攻撃するので、ダメージが及ぶと激しい咳が出ます。これに対して、157ページに登場する「レジオネラ」は、肺で最後に戦うマクロファージの中ですら生きられる細菌で、主に末端の肺胞がやられてしまいます。その違いは症状やレントゲン、CTの画像の違いとなって現れます。

では、その肺炎にかかるとどのような症状が現れるのでしょうか？

主に咳や痰、息切れ、胸の痛み、発熱などがみられ、疲れやすい、発汗、頭痛、吐き気、筋肉の痛み、さらに菌種によってはお腹の痛みや下痢などの症状を伴うこともあります。ただし、**高齢者の場合、肺炎を起こしてもこれらの症状がはっきり**

現れないこともあるので注意が必要です。

肺炎は、医師による問診・診察の身体所見、胸部X線やCT画像、血液検査によって診断されます。肺炎と診断されると、さらに原因となる微生物を調べる検査が追加されます。鼻や喉の奥の粘膜を太い綿棒でこすりとる検査や、痰を調べる喀痰《かくたん》検査、尿検査などを行います。

そして、原因となる微生物が特定できれば、**その菌やウイルスに効果が期待できる薬で治療します。**とはいえ、その特定には時間を要することが多いため、特定できない時点で「状況証拠」から原因を推定して治療を開始します。

軽症で、体力や免疫力に問題がない人であれば、抗菌薬の内服薬（飲み薬）が処方され、自宅療養しながら通院して治療します。年齢や呼吸状態などから重症と判断された場合は、入院治療が必要となり、抗菌薬などを注射（点滴）します。

近年では、内服薬の抗生剤の開発が進んだために、入院しなくても肺炎の治療ができるケースが増えていますが、その一方で嚥下《えんげ》機能（スムーズに飲み込む力）が低下した高齢者などが、肺炎をくり返して亡くなるケースも増えています。

皮膚のすり傷が、傷痕を残さずに治る場合と残す場合とがあるように、肺炎も肺に瘢痕《はんこん》が残ることがあります。肺の組織はスポンジのようなデリケートな構造の臓器なので、**壊れてしまうと、完全に修復することは困難です。**ひとたび気管支や肺に傷がつくと、次に侵入する外敵の格好の標的になってしまいますから大切に使わなければならないのです。

次ページで、健康な患者さん（上）と、肺炎を起こした患者さんのレントゲン画像（下）を比較しました。健康な肺のレントゲン画像では、上の写真のように肺の部分が黒く見えます。スポンジ状の肺の組織は空気が多いため、X線が透過するので影が映らないのです。

ところが、肺炎を起こしてしまうと、下のように白くモヤモヤした画像になります。炎症が起きているところに、それと闘う細胞や分泌物が集まり、水分を含んでむくんだような状態になるため、X線が透過しにくくなり、白い影のように映るのです。**「肺に影がある」**といわれるのは、このような状態のことです。重症の肺炎の傷痕が残ってしまうと、治ってからもレントゲンやCTに映る場合があります。

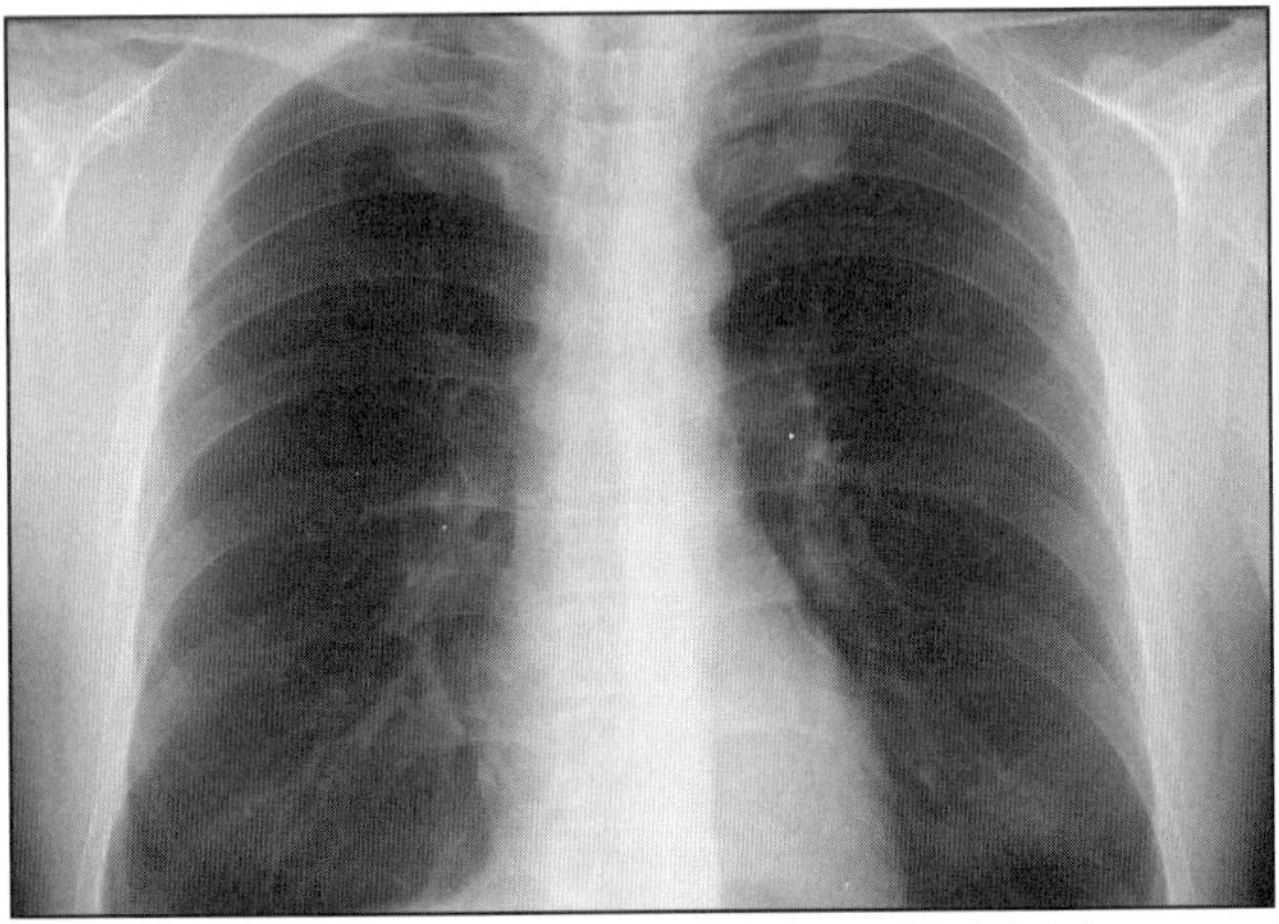

健康な人の肺。組織をＸ線が透過して影が映らない

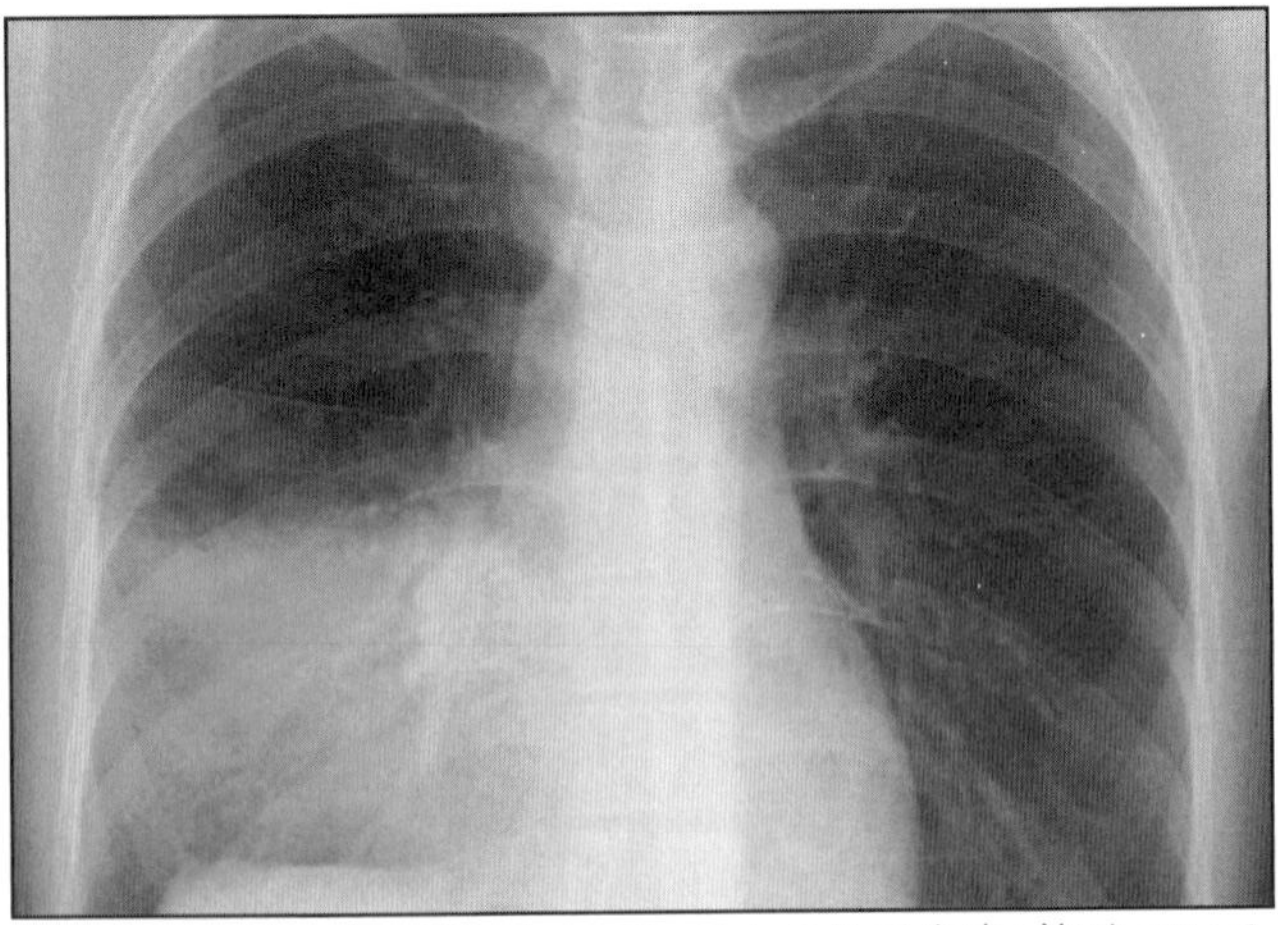

肺炎患者の肺。白い影になっているところで炎症が起きている

04 肺炎に負けないために医師と患者ができること

前項でも触れたように、肺炎は種類や原因、重症度がさまざまで、予後（病気や治療がどのような経過をたどるかの見通し）も多様です。

また長い間、専門医として呼吸器の診療に携わっていると、年々肺炎で入院する人の病態が複雑化していることを実感しています。

昔は、単純な細菌性肺炎や、若いマイコプラズマ肺炎の患者さんも入院されていました。ところが内服の抗生剤が進歩した現在では、それらの人は入院する必要がなく、**ほとんどが外来で治療できる**ようになっています。

近年は、肺炎で入院する人のほとんどは高齢で、誤嚥性肺炎の増加に加えて、がんの患者さんや肺の生活習慣病である「ＣＯＰＤ（慢性閉塞性肺疾患・68ページ）」、あるいは腎臓病や心臓病、糖尿病といった他臓器の病気を併存する患者さんに生じた肺炎が増えて、診断も治療も一筋縄ではいかなくなりました。

「健康な人がマイコプラズマに感染してかかる肺炎」と「お年寄りが誤嚥したために起きる肺炎」「がんの患者さんが抗がん剤による治療の過程でかかった肺炎」「COPDで肺や気管支に傷がある人にくり返し起こる肺炎」「治療されていない糖尿病があり免疫が低下している方に生じる肺炎」とでは、**同じ肺炎という病名でも戦い方が変わってきます。**

私たち呼吸器科医の役割は、今そこで起きている肺や気管支の炎症が、細菌やウイルスなどの病原微生物の感染による肺炎なのか、あるいはそうでないのかを見極めることです。実際の臨床の現場では、感染症以外のアレルギーや免疫の異常が関与した肺の炎症、心臓や血流の影響で肺に影が出ることなどもあって、複雑です。

「肺のレントゲンで異常があるので『肺炎』と診断を受け、抗生剤を投与されたけれど、よくなりません」という患者さんを紹介されて調べたところ、本当の原因は心不全だった……などということも珍しくありません。

正確に診断できるかどうかで、治療の方針も大きく変わってきます。抗生剤を使った治療が適切か、使うとしたらどの種類の抗生剤を選択するべきか、そこさえしっかり見極めがつけば、治療を進めることができるのです。

その際、**もともと持っている病気や肺のダメージ**があれば、当然のことですが治療法の選択は難しくなり、途中で薬を変えたり、薬の量を調整したりすることになります。

たとえば、患者さんが亡くなったとき、死亡原因が「肺炎」とされていても、死に至るまでにはそれぞれの過程があったはずです。

「誤嚥性肺炎」に絞っても、脳卒中の後遺症で麻痺が残ったために誤嚥しやすくなっていた人もいれば、パーキンソン病で喉の筋肉の動きが上手くいかずにしばしば誤嚥を起こすために、くり返し誤嚥性肺炎になる方もいます。

一方で、誤嚥する回数や量は少なくても、重症の糖尿病やがんなどの病気で全身的な免疫力が落ちていると、容易に「誤嚥性肺炎」に進展しやすくなります。

ＣＯＰＤや間質性肺炎（１３６ページ）、肺がんなどによって、気管支の「気道クリアランス」や肺の免疫力が落ちていても同様でしょう。

いずれも、最後にとどめを刺したのは誤嚥性肺炎だったかもしれませんが、どう闘ってきた結果、そうなったのかは人それぞれで、とても複雑です。そして、最終的に肺炎を起こしてしまう前に、**患者さん自身が打てる手はたくさんあるのです。**


そこでカギとなってくるのが、肺の「予備力」です。

予備力とはなんでしょうか？

実は、健康なときの日常生活で使われているのは、肺のごく一部です。

ふだん、肺の上の方の部分は、血流が少なく呼吸によるガス交換が行われない状態で、ほとんど休んでいると考えられています。そして、なにかが起きたとき、たとえば階段を駆け上がったり、発熱があったりして酸素の必要性が上がったときに、その**休んでいた部分が力を発揮します。**これが、肺の予備力です。

そして肺はこの予備力が、ほかの臓器に比べて大きいと考えられています。

肺がんの手術を受けて肺の一部を切除した人では、この予備力が落ちているため、肺炎を起こしたときに重症化しやすくなります。

また、病気ではなくても、タバコを吸っている人は気管支や肺の組織にダメージが及んでいるため、やはり予備力が低下しているといえるでしょう。このような人たちが高齢になって誤嚥しやすい状況になったときには、容易に肺炎を起こしやすく、起こせば重症化しやすく命取りになりかねません。

ですから患者さんにとって重要なのは、**日頃から肺を守り、肺の予備力を保っておくこと**です。２章から６章で詳しく述べますが、結論を先取りしていっておくと、生活習慣病を予防し、口腔環境をきれいに保ち、運動して筋力を維持することこそが、肺炎をトータルに予防するために必要なことなのです。

05 肺の若さを測る「肺年齢」

肺の予備力について前述しましたが、肺の強さは、自分ではよくわからないものです。息苦しさなどの自覚症状があれば、呼吸器になんらかのトラブルがあることが予測できますが、ふつうに暮らしていると判断できません。

そこで、近年の「○○年齢」ブームにのって、日本呼吸器学会が提唱したのが**「肺年齢」**です。「素肌年齢」や「血管年齢」と同じように、肺の機能から割り出した年齢と実際の年齢とが乖離《かいり》していないかどうかを確かめて、呼吸器の異常を早い時期に見つけて自覚を促そうというわけです。

これは、主に喫煙によって起こる「COPD」（68ページ）という病気の認知度がなかなか上がらないために、一般の方にわかりやすいように考案したもので、難しい医療用語で説明するのではなく、ストレートに**「あなたの肺は、○歳の肺に相当しますよ」**とお伝えします。学会によって「肺の日」と制定された8月1日頃になると、テレビでも肺年齢の広報を見かけるので、ご存知の方もいるかもしれませんが、まだまだ認知不足であることは否めません。

肺年齢を算出するためには、「スパイロメトリー」という検査を受けます。

そして、その結果数値を決められた計算式に当てはめると、その人の肺年齢がわかります。自分の実年齢との開きを確認することができるだけでなく、同性、同年齢の平均値と比較することもできます。

検査では「スパイロメーター」という機器を使って、吐く息の「1秒量」を測定します。そして、1秒量を男女別の計算式に当てはめて、肺年齢を算出します。

○肺年齢の計算式

【男性】（０・０３６×身長(cm)）－１・１７８－１秒量（ℓ）÷０・０２８

【女性】（０・０２２×身長(cm)）－０・００５－１秒量（ℓ）÷０・０２２

この計算によって、たとえば「50歳のヘビースモーカーの男性の肺年齢が85歳に相当する」とか、「60歳の健康な女性の肺年齢が45歳に相当する」といった結果が告知されるのです。

ところが、このスパイロメトリーの検査を正確に行うのが意外に難しいのです。思い切り吸って思い切り吐き出したときの息の量を測らなければならず、慣れている看護師や検査技師が行わないと、測定値に誤差が生じる可能性があります。

それでも、自分の肺年齢がどれくらいなのか、**知っておくことは重要です。**機会があったら一度検査を受けてみてはいかがでしょうか。

もちろん、この1秒量の数値だけで、肺のすべての機能を示すことはできません。肺の機能にもいくつかの要素がありますから、スパイロメトリーはそのひとつを測定する検査です。野球でいえば、投手の能力を測るのに、球速を測るだけで判断することができないのと同じです。いくら速い球を投げることができても、コントロールが悪かったらいいピッチャーとはいえません。

具体的にいうと、実はこの検査は主に**気管支の健康状態**を測定する検査です。ダメージが及ぶと気管支がつぶれたり、痰がからんでいたりして、空気の通り道が狭くなるために、吐き出す力が落ちてしまうのです。

したがって、末端の肺胞が壊れている人でも、気管支のダメージが少なければ肺年齢は若くなります。反対に、肺はそれほど壊れていなくても、ＣＯＰＤや気管支喘息を持っている人は、肺年齢が高く出ます。

肺胞のガス交換の機能を測るためには、本来は、**「肺胞拡散能力」**を測定します。肺胞の壊れかたが強い場合には、この拡散能が低下します。ときに重喫煙者（ヘビースモーカー）でも、１秒量は正常で肺年齢が若く保たれ喜んでいる人がいますが拡散能は低いというケースがあるので注意が必要です。

06

「肺炎による死亡者数」は減少している？

最近、書店や通販サイトの健康本コーナーにも、「肺炎予防」に関する本が並ぶようになりました。喉を鍛えたり、口腔ケアをしたりすることで「誤嚥」を防ぎ、シニア世代に圧倒的に多い「誤嚥性肺炎」を予防するためのテキスト本です。

統計的に見れば、肺炎で死亡する人の96％は65歳以上の高齢者であり、その多くは誤嚥性肺炎です。75ページで詳しく述べますが、本来、口から摂取して飲み込んだときに食道から胃へのルートにいくべき食べ物や唾液が、誤って気管のほうに入ってしまったために、口腔内の雑菌や飲食物によって起きる肺炎です。

嚥下機能（飲み込む力）の低下した高齢者や脳梗塞の後遺症がある人、パーキンソン病などによって筋力が低下した人に多く起こりますが、誤嚥リスクの高い人は口の中が清潔に保たれていないことも多く、細菌の量が多いために、肺炎を起こすと重症化しやすいのです。もとになっている病気や年齢的な衰えなどの状況を改善することは難しいため、何度も肺炎をくり返しながら次第に体力を消耗していき、ついには死に至ります。

話は変わりますが、日本人の「三大死因」は、長いあいだ、第1位・がん、第2位・心臓病、第3位　脳血管疾患（脳卒中）という順番でしたが、脳卒中が減少する一方で肺炎が増加し、平成23年度以降はついに**肺炎が第３位になりました。**

その後も、肺炎による死亡者数は増加傾向を示していましたが、平成29年度の厚生労働省の統計では、なぜか肺炎は第5位に下がっているのです。

肺炎によって死亡する人は減っているのでしょうか？

答えはＮＯです。むしろ、肺炎にかかる人は増加しています。

私たち呼吸器科専門医が所属する日本呼吸器学会では、平成29年に「肺炎診療ガイドライン２０１７」を発表しました。

ガイドラインというのは、ある病気の診断と治療において、病気の症状と進行度に合わせて推奨される治療法を、科学的根拠に基づいて系統的な手法によって示した治療指針です。呼吸器科以外でも、主な病気については、患者さんと医療者とを支援する目的でこのガイドラインが作成されています。

この最新版の「肺炎診療ガイドライン」では、先に述べたような誤嚥性肺炎の患者さんのケースについて、「誤嚥性肺炎をくり返す状態は終末期・老衰に近い」と捉えて、「個人の意思やＱＯＬ（クオリティ・オブ・ライフ＝生活の質）を考慮し敢えて治療しない方針もありえる」という記述が新たに加わりました。肺炎と診断されても、回復が期待できない終末期には、抗生剤などによる治療はせずに自然経過を待つという、いわゆる「看取り」の選択です。

右のようなケースが「老衰」による死亡と判定されるようになったことによって「老衰」の順位は第４位に急上昇し、「誤嚥性肺炎」という診断名での届出も増えたため、肺炎の順位は第５位に後退したと考えられます。しかし、左のグラフとここまでの経緯を見ていただければ、誤嚥性肺炎も肺炎の一種ですから、実質的な順位

死亡原因の比率（総数）

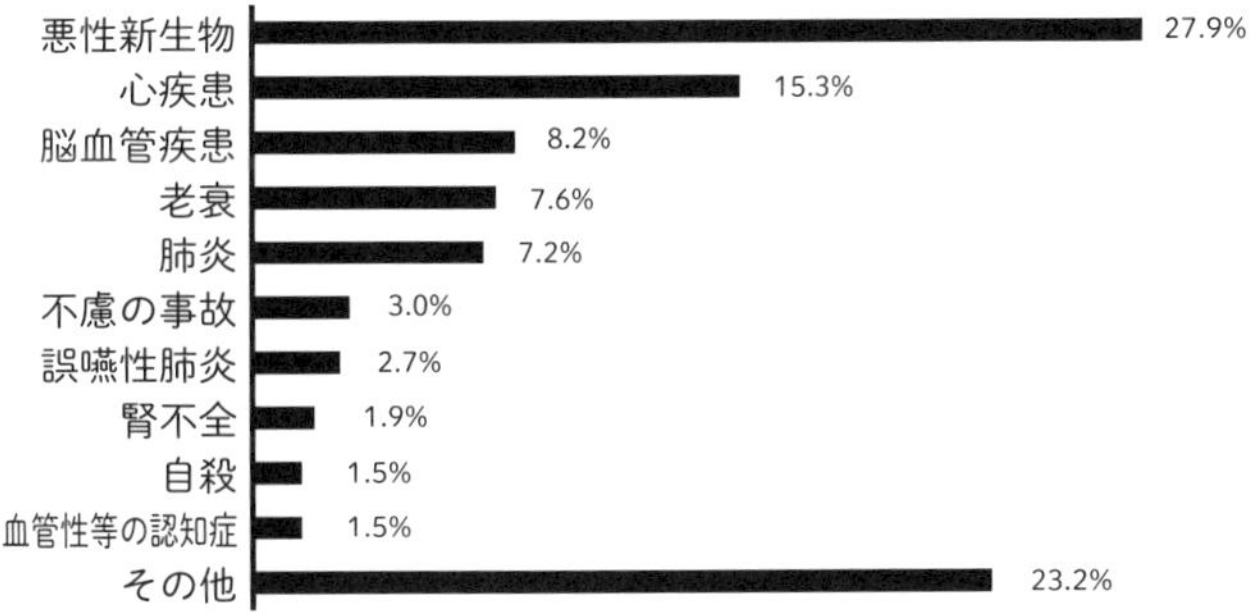

厚生労働省「平成29年（2017）人口動態統計」より作成

は第3位に相当することがわかります。

肺炎に限らず、胃腸炎や腎《じん》盂《う》腎炎《じんえん》などでも、感染症は人間と細菌との生死をかけた戦いです。そこは弱肉強食の自然淘汰の世界で、敵が強過ぎるか、味方が弱ければ、戦には勝てません。

細菌に負けると、戦場になった臓器はダメージを受けてその機能を果たせなくなりますが、それが呼吸器のように生命に直結する臓器の場合は、回復が不十分な場合には死に至ることもあるのです。

肺炎が実にさまざまな形で人の〝死〟にかかわっているということが、おわかりいただけるかと思います。

第2章

肺をいたわり、肺炎菌を遠ざける

肺や気管支は、一度傷ついてしまうと、元通りの健康な状態には戻れません。傷ついた気管支や肺は細菌やウイルスの格好の標的になります。時には常在して潜み続け、弱ったときに肺炎を起こすこともあります。ここでは、どうしたら肺へのダメージを減らせるかをお話しします。

07 まずは、かぜ予防 「かぜ」と「肺炎」の違い

「かぜをこじらせて肺炎になり、入院しました」

読者の方やそのまわりにも、このような経験をした人がいるのではないでしょうか。「かぜ」は、医学用語では「かぜ症候群」といわれ、一般的に上気道《じょうきどう》（鼻腔《びくう》から咽頭《いんとう》、喉頭《こうとう》まで）に急性の炎症が起きた状態をいいます。あらゆる年齢層に起こり、**健康な人でもかかる**非常にポピュラーな病気です。

かぜ症状群の原因は、80〜90％がウイルスですが、これにも多くの種類があり、「ライノウイルス」「RSウイルス」「アデノウイルス」などがあります。

なかには、「パラインフルエンザウイルス」などという、まぎらわしい名前のウイルスもあります。ウイルス以外では、「肺炎マイコプラズマ」などの細菌が原因

になることもあります。

かぜ症候群は、患者のくしゃみなどで飛散する飛沫を介して、ウイルスなどの病原体が気道内に入りこんで粘膜に付着し、増殖することによって始まります。

自覚症状としては、鼻の症状（鼻水、鼻づまり）や喉の症状（咽頭痛）が主体で、発熱のほかに頭痛、全身倦怠感《けんたいかん》などを伴うことがあります。感染しても無症状の場合もあり、症状が出るかどうかは、感染した人の免疫や体調、環境などの要因によって決まります。

ところが、この炎症が下気道《かきどう》（気管から気管支そして肺）にまで波及していくことがあります。下気道まで炎症が及ぶと、咳や痰などの下気道症状が現れます。つまり、かぜと肺炎のいちばんの違いは、**「体のどこで炎症が起こっているか」**ということです。

かぜは、主に鼻や喉などの上気道に生じるウイルス感染症であり、病原体がさらに気管支まで侵入して炎症が起きれば気管支炎、さらに奥の肺に至れば肺炎です。

いわゆる「かぜ」程度の症状であれば、基本的には自然治癒《ちゆ》します。そのため、原因となるウイルスを特定する必要はなく、費用をかけて調べるまでもありません。治療もかぜの原因そのものを叩くのではなく、鼻水や喉の痛み、頭痛、発熱などの症状を和らげる薬による対症療法が一般的です。免疫力があれば、数日で症状が改善するはずだからです。

しかし、かぜ症候群から始まって数日後に、気管支炎から肺炎になることがあります。冒頭の**「かぜをこじらせた」**ケースです。

たとえば、クリニックを受診して「かぜですね」と診断されたのに、そのうち黄色の痰が出るようになり、高熱が続いて救急病院に駆け込み、医師から「肺炎です」といわれることがあります。

そんなとき、「前のクリニックで誤診された！」と大騒ぎする患者さんがいますが、これは誤診ではなく、時間の経過とともにウイルス感染によって上気道から気管支の粘膜がやられて、そこに肺炎の原因菌が感染して、肺炎に至ったと考えられます。

このようなケースはよくあることですが、肺炎だった場合は、原因になるウイルスや細菌の種類によって治療法が異なるので、かぜの症状が長引いたり、かぜにしては症状がきついというときは、**自己判断せずに医療機関を受診しましょう。**

前述したように、肺炎はかぜとは違って、原因となる病原体によって治療法が異なります。最も多い病原体は細菌ですが、ほかにもウイルスやカビ（真菌）などもあります。医師は、病状や検査結果から病原体を推定し、抗生剤や抗真菌剤、抗ウイルス薬などの選択をすることになります。肺炎を引き起こす菌は数十種類～数百種類に及び、肺炎球菌やマイコプラズマ、肺炎桿菌《かんきん》など、その種類によって数多くの抗生剤のなかから効果のある薬剤を選んで治療をしていきます。

若い読者の中には、**「肺炎って、お年寄りの病気でしょう？」**と思った人もいるでしょうが、若い人でも肺炎で入院することはよくあります。肺炎マイコプラズマによる肺炎は、一般に軽症で若い人に多い傾向がありますが、入院治療を要するほど重症となることもあります。

一方、高齢者に多いのは、おなじみの「誤嚥性肺炎」であり、嚥下（飲み込むこと）の働きが低下するために誤嚥をしやすくなって、肺炎を起こすケースが増えるのです。まわりの人の咳やくしゃみのしぶきに含まれる病原菌に感染して起きる肺炎とは、原因そのものが異なります。

嚥下機能の低下とは別に、呼吸機能も加齢によって自然と衰えていきます。長年生きていれば必ず気管・気管支の働きの低下や肺胞組織の劣化が生じます。いわば、フィルターとしての肺の経年劣化です。筋力や反射の力も劣化します。これもまた、肺炎を呼ぶ加齢リスクです。

とはいえ、かぜをきっかけとした肺炎は、**かぜさえ気をつければある程度は避けることができる**わけですから、できることはしっかりとやっておきましょう。

当たり前のようですが、手洗いやうがいの習慣は、子どもたちだけへの教えではありません。かぜやインフルエンザが流行する時期には、人混みへの不要な外出は避けたいものです。

食生活が偏らないように体力をつけ、できるだけ睡眠をとって、免疫力を高めることも大切です。どうしても出かけなければいけないときは、マスクを着用しましょう。市販の一般的なマスクは、空気中に漂う病原微生物を完全にシャットアウトするほどの効果はありませんが、かぜやインフルエンザの患者さんの咳やくしゃみを防ぐことはできますし、鼻孔や咽頭のウエット効果も期待できます。

次ページにかぜ予防のポイントをまとめましたので、参考にしてください。

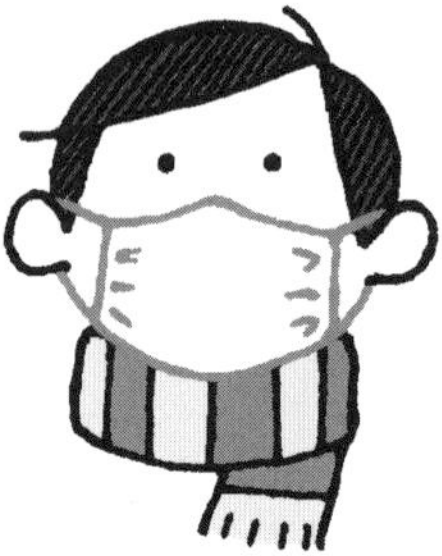

マスクはサイズの合うものをすき間ができないように顔にフィットさせて付ける。毎日交換すること

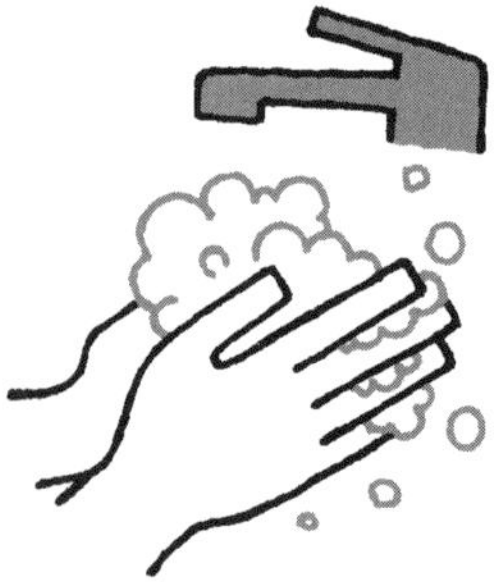

手洗いは、石けんを十分に泡立て、手のひらだけでなく爪の周囲や指のあいだ、手首までしっかり洗い、流水ですすいだあとは清潔なタオルでよく拭いて十分に乾燥させる

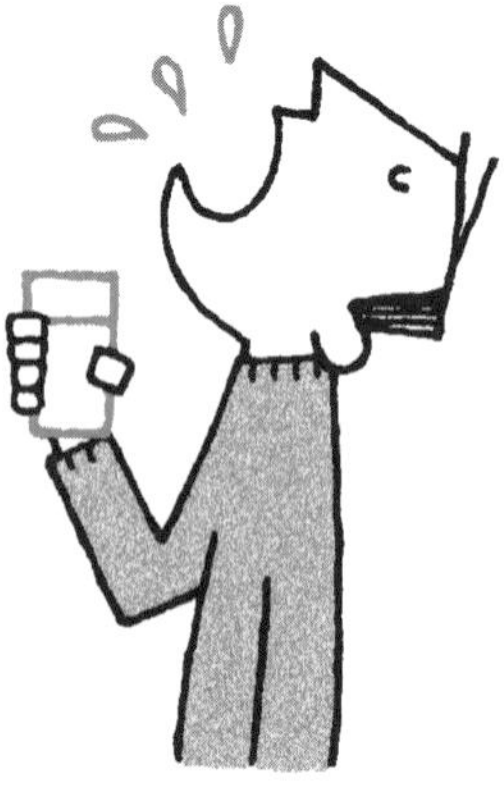

うがい薬やお茶によるうがいでなくても、水道水で効果があるとされる。朝晩と外出から帰ったときに行うこと

08

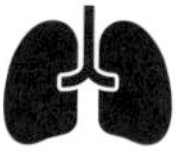

インフルエンザと肺炎の合併症

肺炎予防の観点から、かぜと同様、もしくはそれ以上に遠ざけておきたい病気が、「インフルエンザ」です。**インフルエンザにかかると、合併症として肺炎を引き起こしやすい**からです。

いまだに「かぜがひどくなったものがインフルエンザ」だと勘違いしている人もいるようですが、そうではありません。確かに、インフルエンザのほうが重篤な症状が現れますが、こちらは「インフルエンザウイルス」の感染による急性熱性感染症です。

かぜとインフルエンザとでは原因になるウイルスが異なり、別の病気です。

インフルエンザは人から人に感染し、感染した人が咳やくしゃみで空中に吐き出した分泌物に混じったウイルスが、他の人に接触して口や鼻から侵入することによって感染が成立します。これを「飛沫《ひまつ》感染」と呼びます。

感染してから症状が現れるまでの「潜伏期間」は、通常1〜3日とされています。典型的な症状としては、まず突然に38度以上の高熱とともに、頭痛と全身の関節痛や筋肉痛、倦怠感などが現れたあと、咳や鼻水、喉の痛みなどの上気道の症状がこれに続き、1週間ほどで回復します。

医療機関を受診すると、その地域の流行状況や患者との接触歴を確認し、典型的な臨床症状があればほぼ診断がつきます。近年では、「インフルエンザ迅速診断キット」によって、**短時間で簡便かつ確実に診断ができるようになりました。**診断キットでは、ウイルスの種類「A型」と「B型」の鑑別も可能です。

インフルエンザだという診断が確定したら、抗インフルエンザ薬で治療します。現在は、内服薬（飲み薬）と吸入薬、点滴静注薬を合わせて5種類の薬が用いられています。自宅での安静加療が必要なのはかぜと同じですが、熱が高いうちは、水分を多めに摂って脱水状態にならないように気をつける必要があります。症状は激しいものの、発病してすぐに診断されて、早期から抗インフルエンザ薬を投与することができれば、予後は比較的良好です。

問題は、インフルエンザの主な合併症とされている、**肺炎とインフルエンザ脳症**です。通常の「かぜ症候群」とは異なり、重症化して肺炎を起こしやすいので、高齢者や病気で免疫が落ちている人は、特に気をつけなければいけません。

私たちが、インフルエンザからの肺炎にかからないようにするためには、かぜの予防と同じように、手洗いやうがい、マスクの着用などに加えて、「インフルエンザワクチン」を接種するという手段があります。

ワクチンを接種することによって、インフルエンザを発病する人を約50％減らし、さらにインフルエンザが原因で死亡する人を約80％も減らす効果があるとされています。特に、シニア層や免疫が低下している人たちは、98ページで述べる「肺炎球菌ワクチン」と併せて、**毎年の流行期の前までにインフルエンザワクチンを接種しておくべきでしょう。**

ワクチンは本人の重症化を予防するだけではありません。

以前、定期接種としてインフルエンザワクチンを学童に接種していたのをやめたあとに、高齢者のインフルエンザ関連の死亡が増えたことがわかっています。若くて健康な人も、自分の身近な高齢者や病気の家族に感染させないために、**全員がインフルエンザワクチンを接種することが重要になります**。ワクチンは本人のためだけではなく、周囲の人を感染から守るという効果もあるのです。

インフルエンザにはA、B、C型があり、年によって流行する時期や型が異なります。ワクチンはそのシーズンに流行する型を予想し、組み合わせて製造されます。

以前は、インフルエンザは冬にだけ流行する病気とされていましたが、近年ではあまり季節に関係なく、散発的に流行が確認されるようになりました。また、従来の型のインフルエンザウイルスが変異して大流行する、いわゆる**「新型インフルエンザ」**にも注意が必要です。

毎年、冬から春にかけて季節性のインフルエンザが流行し、集団発生や学級閉鎖のニュースが流れます。特に2017年秋から2018年春のシーズンは、インフルエンザが大流行しました。例年より感染者数が多く、ピーク時の報告では平均的な年の１３０％に達したのです。流行パターンも、例年はまずA型の感染が先行し、終盤にB型が流行するのが一般的なのですが、このシーズンは早い時期からB型が流行し、A型とB型が同時並行して感染が拡大するという変形パターンでした。

このうちA型は、２００９年に発生した当時、「新型インフルエンザ」として騒がれたウイルスです。２００９年以降はそれが新型ではなく、いわゆる季節性インフルエンザとしてA型感染の主流になっています。

興味深いことに、２００９年以前に季節性として流行していた「Aソ連型」は、この新型ウイルスの発生以降は**ほとんど姿を消したとされています。**ウイルスの世界でも、自然淘汰がくり返されているということでしょう。

今シーズン（２０１８年秋~２０１９年春）は９月頃から発生報告があり、流行の開始が早いという情報が流れたうえにワクチンの出荷が遅れたため、一時は品薄状態になり、まだ接種していない人たちを慌てさせたようです。

また、巷《ちまた》では**「隠れインフルエンザ」**なる言葉も用いられているようです。外来にくる患者さんからも、しばしば質問を受けましたが、これは「高熱」「関節痛」などの全身症状が現れないインフルエンザの呼び名です。

インフルエンザらしい、典型的な症状が出ないケースは、簡易キットでの検査が普及する以前には診断する手段がありませんでした。簡易検査を行う機会が増えたことによって、インフルエンザ陽性であっても、典型的な強い症状が出ないケースもあることが明らかになってきたわけです。

この「隠れインフルエンザ」は、これまでも決して「隠れていた」わけではなく、症状が例外的だったために診断できなかったのです。

そもそも、高熱も出ていないような患者さんの多くは医療機関を受診することもないでしょうから、インフルエンザの検査を受けないまま、「かぜひいたかな?」くらいに思いながらふつうに出歩き、周囲にウイルスをばらまいて感染を広げる原因となっていたと推察されます。

だからこそ、**「自分はインフルエンザにかかったことがない」**と豪語している人も、きちんとワクチンを接種することが重要なのです。

人間も生物である以上、自然淘汰の渦中にいます。インフルエンザが流行した場合も、真っ先に生命の危険にさらされるのは、高齢者や乳幼児、糖尿病やがん、自己免疫性の病気などをもっている人――そう、肺炎のリスクの高い人たちなのです。

日本は「ワクチン後進国」と呼ばれています。

予防接種の副反応や副作用を心配しすぎるためか、先進国のなかではあらゆる予防ワクチンの接種率が低い国なのです。

しかし、大切な家族や親しい人たちを肺炎のリスクにさらさないためにも、全国民がインフルエンザワクチンを接種し、感染拡大予防に努めてほしいと思います。

09 タバコと肺炎・肺がん

この本は、いわゆる禁煙の啓発書ではありません。

しかし、ときに命を奪われることもある、怖ろしい肺炎から身を守る方法を解説するうえで、どうしてもタバコによる健康被害の話をしなくてはなりません。

「日本人の喫煙率は低下傾向にあるのに、肺がんの患者さんは増加している。**喫煙が肺がんと関係があるというのは間違いだ**、とテレビでいってましたよ」

外来診療のときに、そんなことをいう患者さんが何人か続きました。

呼吸器内科を専門としている筆者は、喫煙によって肺が傷ついている患者さんを数多く診療してきました。「喫煙者」と「非喫煙者」とでは、肺炎にかかるリスクは明らかに変わってきます。

それでも、筆者は**「喫煙する患者さんは診ない」**と切り捨てるようなタイプの医師ではありませんから、喫煙する患者さんとは粘り強くお話しし、禁煙をすすめるタイミングを図ります。実は、そのタイミングが非常に重要なのです。

息苦しさや激しい咳などの症状があるときにうまく切り出すと、こともなく禁煙に成功する患者さんもいるのです。こうした医療側の配慮を打ち砕くような冒頭の言葉は、看過するわけにはいきません。調べてみると、よくテレビで見かける数名の著名人のＳＮＳなどに、そのような記載があるのを発見しました。

疫学《えきがく》（集団に発生する疾病の原因や予防を研究する学問）的に、**喫煙率が下がってから肺がんの発症率が低下するまでには時間差があります。**禁煙先進国である諸外国のデータでも、喫煙率が下がってから肺がんの減少が顕在化するまでには、約30年ものタイムラグがあるとされています。

また、ひと口に「肺がん」といっても、「腺《せん》がん」「扁平上皮《へんぺいじょうひ》がん」「小細胞がん」

などいくつかのタイプに分類されます。さらに、最近では遺伝子の型による分類なども加わり、**とても「肺がん」とひとくくりにして、安易に喫煙との関連性を論じるようなことはできません。**

増加傾向にある腺がんは喫煙との関連が低いことがわかっている一方で、喫煙との関連性が高いとされている扁平上皮がん、小細胞がんなどは、すでに明らかな減少傾向にあります。腺がんの増加には、別の要因があると考えられますが、残念ながらその本質はまだわかっていません。

肺がん全体の喫煙による相対リスク（喫煙しない場合に対する発がんの発症率）は、男性4・4倍、女性2・8倍とされていますが、扁平上皮がんでは男性11・7倍、女性11・3倍、腺がんでは男性2・3倍、女性1・4倍と、タイプによって大きな開きがあるのです。

実際の臨床現場においても、非喫煙者の扁平上皮がんや小細胞がんの患者さんはほとんど見かけません。つまり、肺がんのなかで喫煙以外の影響も強く受ける腺がんは増加していますが、喫煙率低下の効果は現れていますし、今後は時間を経てさらに顕在化してくると想定されます。

異なるものをひっくるめて「関連性がない」と言い切ってしまうと、本質を見誤ることになります。**本当に大切なことは、目に見えにくいものなのです。**

肺という臓器はほんとうにデリケートで傷つきやすく、第１章でも述べたように、肺胞にダメージが及ぶと、現代の医学・医療では治療しても元には戻りません。

「タバコ＝肺がんリスク」というイメージが強すぎるためか、喫煙によって引き起こされる病気はたくさんあるのに、肺がん以外の病気についてはほとんど知られていません。

68ページで述べる「ＣＯＰＤ（慢性閉塞性肺疾患）」も、ほとんどは喫煙によって発病し、悪化するにつれて呼吸が苦しくなると同時に、肺炎をくり返すようになる病気です。

呼吸器内科医は、患者さんの気管支の状態を診察するために、口から「気管支鏡」というカメラ付きのファイバーを挿入して、内部を目で見て調べる検査を行うことがあります。ただでさえ敏感な喉頭から気管に内視鏡を挿入するのですから、喉に麻酔のスプレーを施してもかなりの苦痛を伴う検査です。

この気管支鏡の検査で、長年喫煙している患者さんの気管支をのぞいてみると、むくんで炎症をもち、出血しやすい粘膜になっているのがわかります。

タバコの有害物質によって内壁の粘膜に慢性的な炎症が続くと、異物を排除するシステム「気道クリアランス」が低下し、顕微鏡でみると不可欠な線毛の働きが落ちたり、時には脱落してしまったりして、防御機能を失っている気管支粘膜を見ることがあります。

その様子を目の当たりにするつけ、喫煙してきた中高年男性が、いつも痰の絡んだ咳をしたり、「カーッ、ペッ」と痰を吐いたりしているのは当然だと納得します。たばこの煙中に含まれる「PM2・5」をはじめとした**異物を排除しようと、線毛が健気に頑張っているのです。**

そもそも、呼吸器が健康であれば、ほとんど痰がでないのがふつうなのです。日常的に喫煙を継続していて慢性気管支炎のような状態になると、痰が溜まって切れません。そのような状況では、肺の免疫力が弱まってしまってウイルスの侵入に勝てず、肺炎にかかるリスクも高まります。一般的に喫煙者では肺炎を発症するリスクが2～3倍になるとされています。また、かかってしまうと闘う力も低下しているために肺炎が重症化します。

顔の皮膚に小さなシミができただけで、ひどく気にして治療したがるのに、組織がスカスカの肺のレントゲン画像を見せて一生懸命に説明しても、まったく気にしない人がいることは不思議でなりません。体の中は目に見えないし、症状に慣れてしまえば、深刻には考えないのでしょうか……。

喫煙という行為は、24時間休まず、健気に外界からの異物を見張ってくれている肺の小さな細胞を、**背後から自分が狙い撃ちにするようなもの**だと、ぜひ知っておいてもらいたいのです。

10 加熱式タバコなら肺を傷めないか？

タバコといえば見逃せないのが、近年、急速に普及しつつある**「加熱式タバコ」**です。

現在日本では「iQOS」「Ploom TECH」「glo」の3種類が市販されています。「煙が見えない」「匂いが少ない」などのメリットを強調して、国内外のタバコメーカーは、プロモーションに力を入れています。

国内の利用者はすでに300万人（2019年1月現在）に達しているとされており、街角には各メーカーの販売店が店を構えています。喫煙所をのぞいても、多くの利用者を見かけるようになってきました。

さて、この加熱式タバコ、実は初期費用が数千円かかるということもあり、日本

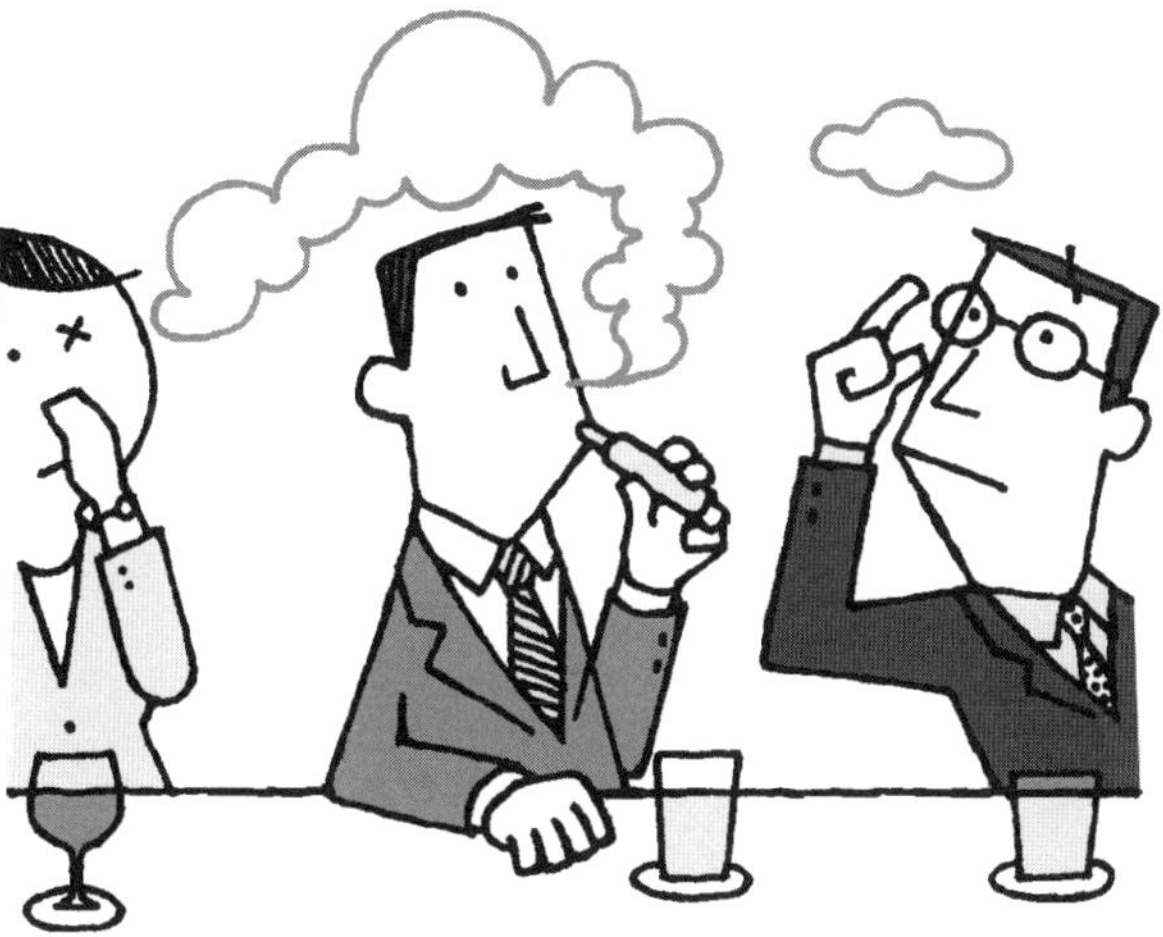

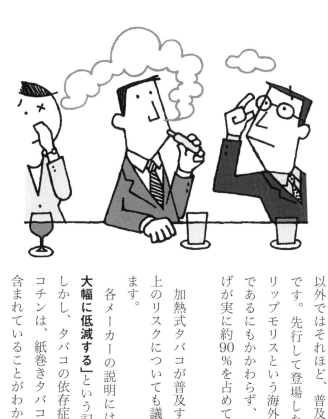

以外ではそれほど、普及していないようです。先行して登場したiQOSは、フィリップモリスという海外メーカーの製品であるにもかかわらず、日本での売り上げが実に約90％を占めているそうです。

加熱式タバコが普及するにつれ、健康上のリスクについても議論が沸騰しています。

各メーカーの説明には、**「有害物質を大幅に低減する」**という記載があります。

しかし、タバコの依存症の原因となるニコチンは、紙巻きタバコとほぼ同じ量が含まれていることがわかっています。

また、第三者機関の調査では、加熱式タバコ使用後の呼気（呼吸で吐き出される息）に含まれるＰＭ２・５は、通常の大気中の濃度の14～40倍に達するという報告があります。

加熱式タバコと病気や死亡リスクとの関連性についての科学的証拠を得るためには、使用が普及してから10年、20年という長期間を経た疫学調査が必要です。そのうえではじめて明らかにされるべきであって、**現時点ではまだ結論が得られていません。**

製薬会社が薬剤を新しく発売する場合、厳しい倫理基準に照らし合わせて選抜された数百人～数千人の治験対象者を長期にフォローしてデータを積み重ね、その薬の有効性と安全性を見極めたうえで、はじめて厚生労働省から認可が下ります。

新たに開発された新薬ではなく、以前から使用されている薬を別の病気の治療に応用する、というような場合でも、あらためて同様の治験が行われます。その仕組みは年々複雑化しており、莫大な労力と費用が費やされることが、薬剤費高騰の一因にもなっているほどです。

それに比較すると、薬と同じように体内に入れるものなのに、**加熱式タバコはなんと簡単に市中に出まわっているのだろう**と、不思議な気さえしてきます。

さらに、タバコに関しては、喫煙者と同じ空間にいる人がこうむる「受動喫煙（二次喫煙）」の害や、最近、問題視されるようになってきた「三次喫煙」の害についても考えなければいけません。

三次喫煙というのは、たとえタバコを吸っていないときでも、日常的に喫煙する人の呼気や汗などに混じって皮膚から蒸散する有害物質が、家族やまわりの人に害を与えることをいいます。

大切な肺を守るための知識として、「加熱式タバコにしたから大丈夫」などと考えるのは間違っています。「見えにくいエアロゾル」中には、大気中濃度を上まわる有害物質が存在していることは確かであり、それを長期にわたって吸い続けたとき、果たしてどれだけの健康被害をこうむるのか……。この重大な「実験」に、自らお金を払って参加するかどうかは、愛煙家の判断にかかっています。

11 亡くなった桂歌丸さんへの感謝

２０１８年７月、落語家の桂歌丸さんが肺炎のためにお亡くなりになりました。人気番組『笑点』に長いあいだ出演されていたこともあり、もちろんお名前とお顔は存じ上げていましたが、数年前からは私たち呼吸器科の医師にとっては、たいへんなじみ深い存在になっていました。

直接の面識はありませんが、歌丸さん自身が長年の喫煙による**「COPD（慢性閉塞性肺疾患）」にかかっていることを公表**し、この病気の認知度を上げるための活動に協力してくださっていたためです。

ＣＯＰＤの患者さん向けの冊子に登場してくださっただけでなく、熟練の噺家《はなしか》ならではの、わかりやすい語り口で、病状などについても軽妙に語り、広く世間に向

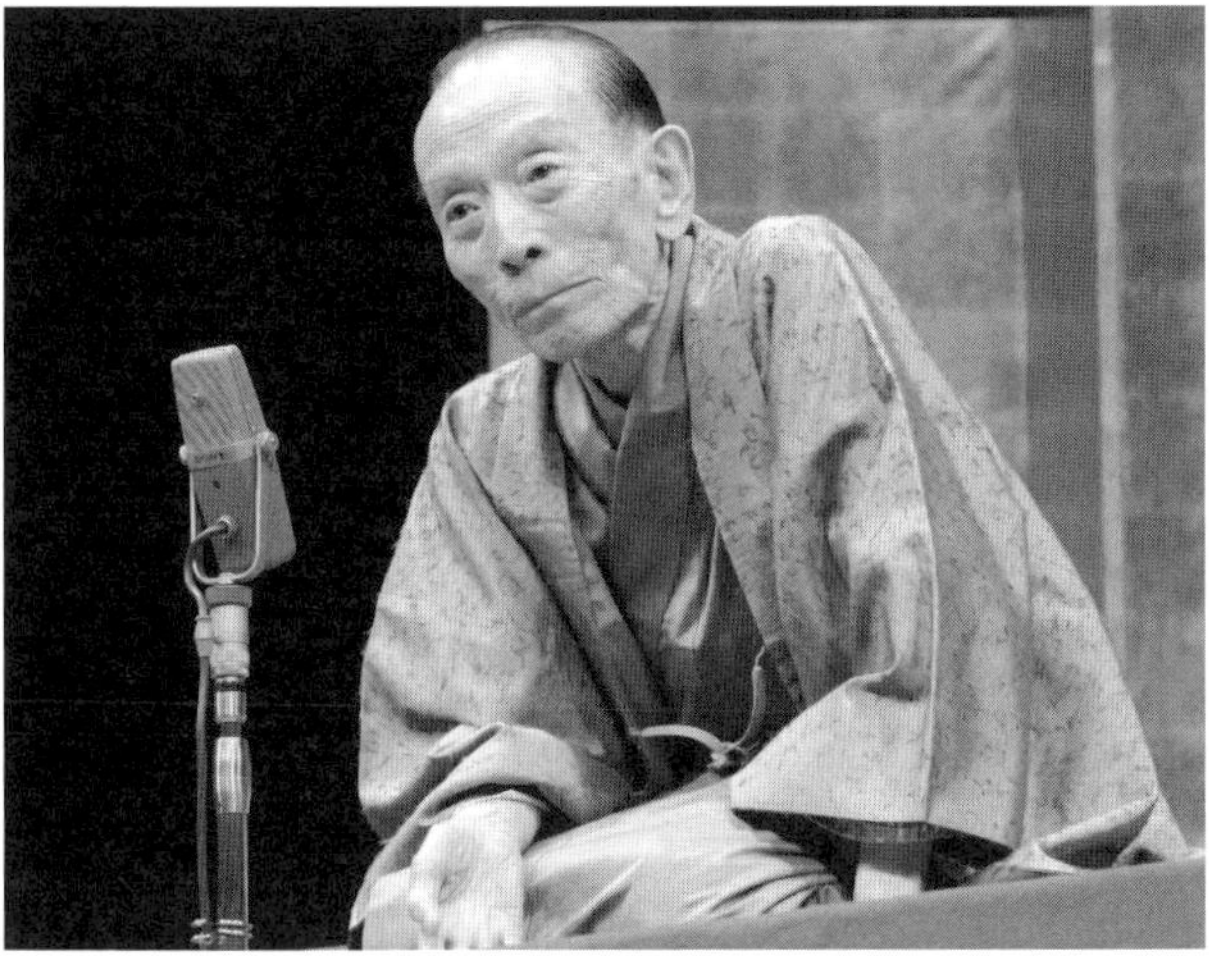

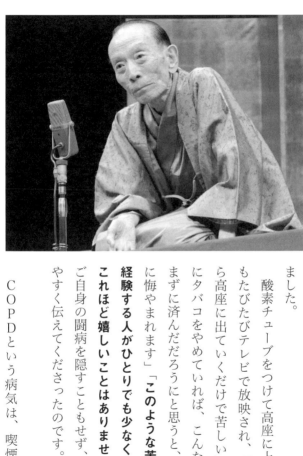

写真　アフロ／報知新聞社

けて禁煙をうながすメッセージを遺されました。

酸素チューブをつけて高座に上がる姿もたびたびテレビで放映され、「楽屋から高座に出ていくだけで苦しい」「早くにタバコをやめていれば、こんなに苦しまずに済んだだろうにと思うと、ほんとに悔やまれます」「**このような苦しみを経験する人がひとりでも少なくなれば、これほど嬉しいことはありません**」と、ご自身の闘病を隠すこともせず、わかりやすく伝えてくださったのです。

ＣＯＰＤという病気は、喫煙者の約

20％が罹患しており、**全国で約５００万人もの潜在患者さんがいる**と推測されています。

それにもかかわらず、早期診断ができないために未治療のまま病気が進行してしまい、自覚症状が現れて専門医を受診したときには、すでに最重症レベルになっていて、歌丸さんのような「在宅酸素療法（ＨＯＴ）」などの支持療法が必要になるというケースが多かったのです。

そのため、ＣＯＰＤの認知度をあげることは、呼吸器科医の重要課題とされてきました。歌丸さんに協力していただくようになった頃から、ようやく世間一般にこの病気の認識が広まってきたと実感しています。

歌丸さんも、若い頃は1日に50本以上を吸う重喫煙者《ヘビースモーカー》だったそうです。70歳頃になって、息苦しさで高座を途中で降りるような状態になり、呼吸器科を受診してＣＯＰＤと診断されたのです。

禁煙や吸入薬などによる治療の効果が見られ、いったんは回復して元気に活躍されていましたが、次第に痩せていき、息切れが強くなり、肺炎を起こしては入退院をくり返す――という状況は、この病気の典型的な経過でした。喫煙によって肺の組織がダメージを受け続けると、細菌と闘う力が極端に弱くなるため、**簡単に肺炎を起こしてしまうのです。**

痩せてしまった姿で、必死に高座に上がる映像や、度重なる休演のニュースから、ＣＯＰＤという病気の実態とその苦しさ、厳しさが世間にわかりやすく伝わりました。それでも、歌丸さんは80歳まで現役で活躍したのですから、その高座復帰への意欲と落語への情熱はまことに素晴らしいものでした。

歌丸さんの御冥福を心からお祈りし、これまでのご協力に深く感謝するとともに、歌丸さんのメッセージが広く喫煙者の方たちの心に響くことを願っています。

第3章

高齢化時代と誤嚥性肺炎

高齢者の衰えた呼吸器を狙い打ちにする「誤嚥性肺炎」。
超高齢化の時代の〝天敵〟から身を守る方法をお教えします。

12 誤嚥性肺炎 そのメカニズム

世界的にみても長寿国である日本は、２０１０年に**「超高齢社会」**に突入しました。超高齢社会とは、総人口に対して65歳以上の人口が21％以上を占めている社会をさします。ちなみに、65歳以上の人口が7％を超えると「高齢化社会」、14％を超えると「高齢社会」と、少しずつ呼び名が変わります。

２０１８年3月に、厚生労働省が発表した２０１６年度の日本における、いわゆる「平均寿命」は、男性80・98歳、女性87・14歳でした。

ただし、同時に発表された「健康寿命」は、男性72・14歳、女性74・79歳。平均寿命と健康寿命との差は、男性で8・84年、女性では12・35年でした。この差はいったいなにを意味しているのでしょうか。

健康寿命とは、介護を受けたり寝たきりになったりせずに日常生活を送ることができる期間を指します。つまり、平均寿命と健康寿命の差は、**要介護や病気療養の状態になってから死を迎えるまで過ごす期間**を意味しています。

超高齢社会に突入し、医療費がますます膨張している日本では、この差を縮めることが社会保障費の抑制につながるとして、健康寿命の延伸を目標に掲げています。これまで、どこの国も直面したことのない事態ですから、医療や福祉のシステム、健康維持のノウハウも、見直しを迫られています。

そして、超高齢化によってすさまじい勢いで増えているのが「誤嚥性肺炎」です。この病気については、本書でも何度か触れましたが、あらためて誤嚥性肺炎が起きるメカニズムをおさらいしておきましょう。

私たちの鼻孔、口から肺に至るルートは、ふだんは77ページの上の図のように、鼻孔↓鼻腔↓喉頭↓気管↓気管支↓肺という**空気の通り道がメインルートとして優先されています。**食事をしたり、飲み物を飲んだりするときだけ、下の図のように喉頭にフタをしてふさぎ、飲み込んだものを食道↓胃へのルートに送ります。

このルートの使い分けを、私たちは意識せずに行っているのですが、ときに食べ物や飲み物、唾液などが、**うっかり気管のほうに入りそうになったり、入ってしまったりする**ことがあります。これが「誤嚥」です。

よく乳幼児が、電池やタバコなど落ちているものを口に入れてしまうことを「誤飲」といいますが、これは食べ物ではないものを飲み込んでしまうことです。

これに対して、誤嚥は通過ルートの選択ミスによって起こります。

高齢になると、足腰の筋肉や神経が衰えてきて、わずかな段差につまずいたり、転倒したりしやすくなりますが、これと同じように、気管の入り口をふさぐ喉頭のフタ（喉頭蓋《こうとうがい》）も、加齢とともにスムーズに動かなくなったり、まわりの筋肉の動きとうまく連動しなくなったりなどのミスが起こりやすくなります。

そして、誤嚥することによって肺に入り込んだ異物（食べ物や飲み物）、あるいは唾液に混じっている雑菌によって、肺に炎症が生じるのが誤嚥性肺炎なのです。

呼吸をするとき

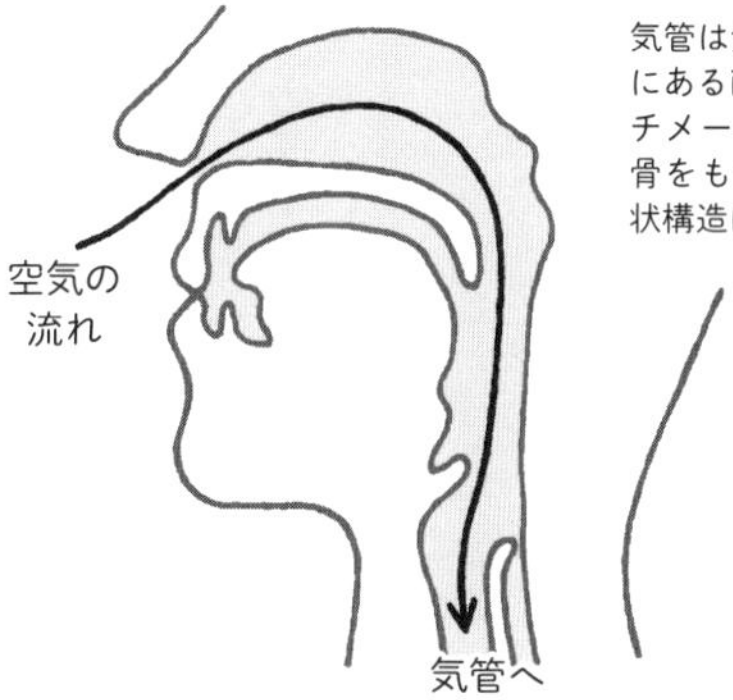

気管は食道より胸側（前側）にある直径 1.6 ～ 1.7 センチメートルの管。前面は軟骨をもち、凹凸のじゃばら状構造になっている。

ものを飲み込むとき

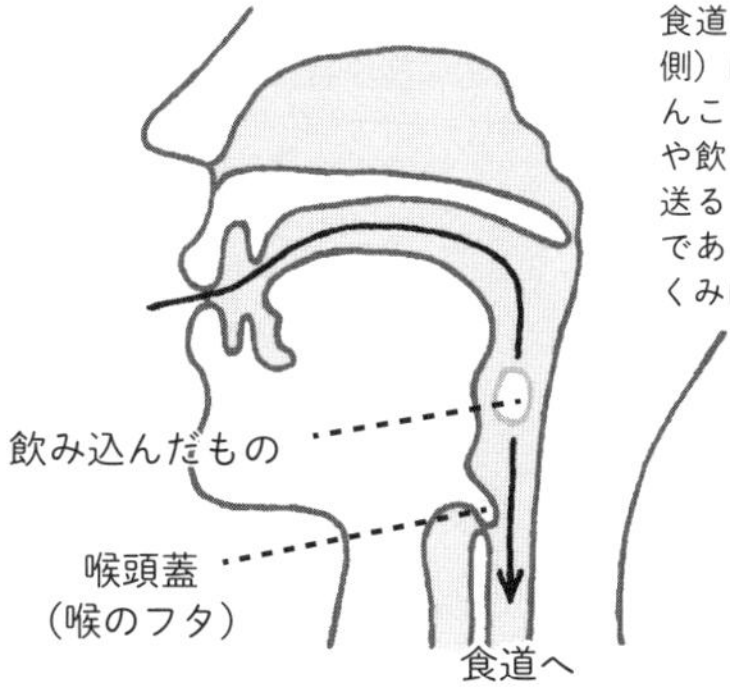

食道は背中側（気管の後ろ側）にあり、ふだんはぺしゃんこになっている。食べ物や飲み物を飲みこんで胃に送るときは、気管の入り口である喉頭にフタをするしくみになっている。

もちろん、若い人でも誤嚥を起こすことはあります。よそ見をしながら水を飲んだり、食事の最中に話に夢中になったりしているときに、思い切りむせてしまったことはありませんか？

「むせる」というのは、誤嚥しそうになった異物が肺のほうに入らないよう、**外に押し出そうとする喉の反射**です。食べ物や自分の唾液で肺炎を起こすのは不思議に思うかもしれませんが、肺にとってこれらは雑菌にまみれた異物です。

さらに、筋力や反射が衰えている高齢者や脳卒中の後遺症がある人、パーキンソン病の患者さんなどは、食べ物が気管に入りかけて激しくむせるような明らかな誤嚥ではなく、**「不顕性《ふけんせい》誤嚥」**による肺炎が多くなります。すなわち、唾液や逆流した胃液などが、気づかないうちに少しずつ気管から肺に吸引されるような状況がくり返されることによって、しばしば肺炎を起こすのです。

また、入れ歯のケアが不十分で不衛生だったり、歯周病があったりすると、口の中には雑菌がたくさん繁殖しています。ふだんは、食べ物と一緒に胃に落ちていって、胃液で処理されていますが、誤嚥したときに唾液と一緒に気管に入ると、誤嚥性肺炎が重症化してしまいます。

肺炎の症状は発熱、咳や痰、呼吸困難などです。ところが、高齢者の場合はこれらの症状がはっきりしないことも多く、体温も平熱と変わらないか、微熱程度であるケースも少なくないのです。

その場合は、いつもより元気がなくて呼吸数が増えている、皮膚や舌が乾燥するなど脱水の兆候があれば、**熱がなくても肺炎の可能性を疑う場合があります。**

誤嚥性肺炎は、第1章で説明したような、肺炎を起こす原因になっている細菌やウイルスを特定して、それに効果のある抗生剤を投与すればすぐに治る、というタイプの肺炎ではないことが問題です。

気づかないようなわずかな誤嚥を防ぐことができなければ、何度も誤嚥性肺炎をくり返し、そのたびに肺の組織のダメージが進むからです。そして、当然のことながら、誤嚥には季節は関係ないので、寒い時期に限らず、いつでも起こりえます。

そのために、誤嚥しないように喉を鍛えることや、できるだけ雑菌を飲み込まないように口の中を清潔に保つことが奨励されてきました。

もちろん、それらはとても重要なのですが、喉や口腔内だけを局所的に鍛えても、**全身的な免疫力を高めておかなければ、肺炎のほんとうの予防にはならない**ことを知っておいてほしいと思います。本書では、従来から奨励されてきたことのほかに、見落とされがちな肺炎予防の秘訣も紹介していきます。

そして、誤嚥性肺炎の予防が、最初に述べた**健康寿命を延ばすための重要なキーワードになる**ことは、いうまでもないでしょう。

13 食事中は食べることに集中する

すでに触れたように、食べ物や飲み物、唾液などを口から飲み込むときには、気管の入り口にある喉頭に絶妙なタイミングでフタがかぶさり、同時に飲み込む動作が完了します。

このフタ「喉頭蓋」は、舌の根元の舌根部《ぜっこんぶ》に接しているため、舌の運動機能が衰えてしまうと、この**瞬時にフタをする機能も低下するとされています。**

高齢になると、そのフタをする機能が落ちるために誤嚥をしやすくなりますが、若くて健康な人でも、食事中におしゃべりに夢中になっていたり、思いがけないことを言われて驚いたりすると、食べたものや飲んだものが気道に入りそうになって、むせてしまうことがあります。

家族・友人とのおしゃべりや、面白いテレビ番組を見ながらの食事やお酒、お茶の時間は楽しいものですが、誤嚥のリスクも高まります。

誤嚥性肺炎を起こしたことのある高齢者や脳卒中の後遺症がある人、パーキンソン病の患者さんなどリスクの高い人は、できれば話をするときは飲食を控え、**食事中には食べること、飲み込むことに集中して、確実に飲み込むようにしましょう。**

日頃からむせやすい人は、特に注意が必要です。該当する人との食事に同席するときは、飲み込む瞬間には話しかけないように気をつける必要があるかもしれません。

そして、**アルコールはほどほどに。**

深酒をしてひどく酔ったときには、咀嚼《そしゃく》（食べ物を噛むこと）も不十分なまま、大きな塊で呑みこもうとしますし、嚥下の動きも低下してしまうので、むせやすくなるからです。

泥酔し、嘔吐して大量誤嚥を起こして窒息したり、両肺に及ぶ重症肺炎になって集中治療室に入り、人工呼吸管理になる人も少なくありません。

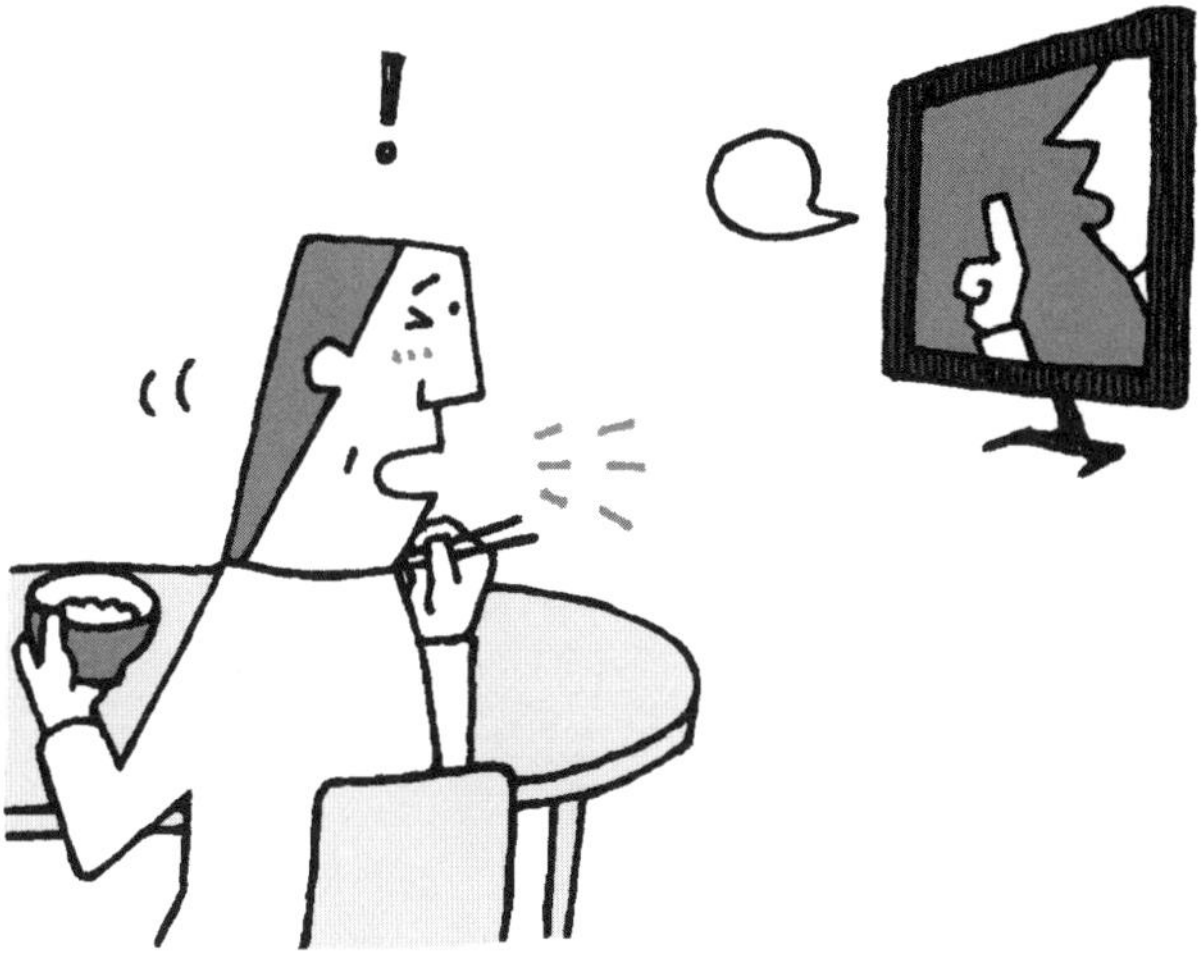

食べてすぐにゴロゴロしないことも、誤嚥予防には大事なポイントです。「胃食道逆流」といって、**胃から分泌される消化液である胃酸が逆流しやすくなる**からです。

胃酸の強い刺激で食道に炎症が起こるものを「逆流性食道炎」といいます。

高齢になると、胃袋が胸にずれ込んでしまう「食道裂孔《しょくどうれっこう》ヘルニア」といわれる状態になっている人も多くなります。

ヘルニアというと、いわゆる「脱腸」と呼ばれるの「鼠径《そけい》ヘルニア」や腰痛の原因となる「腰椎《ようつい》ヘルニア」を連想する人が多いと思います。

食道裂孔ヘルニアでは、本来お腹にあるはずの胃袋の一部が、お腹から胸の中にずれこみます。いわば、食道と胃袋の間にある巾着の入り口が緩んだような状態になっています。

本来、食道があるはずの場所で巾着の入り口が閉まらない状況なので、食べたものが胸の中に溜まっていることになります。

その状況で食べてすぐ横になると、逆流しやすいため、とても危険です。逆流した胃酸によって食道に潰瘍ができると、修復の過程で食道が短縮を起こします。すると、そのために食道裂孔ヘルニアが悪化するという悪循環に陥ります。自覚症状としては、胸やけや胃もたれ、飲み込むときにつかえるような感じや痛みを感じることがあります。

高齢になり、全身の機能が衰えてくると、逆流性食道炎によっても誤嚥性肺炎が起こりやすくなるのです。食事をしたあとは、最低でも30分間は横にならず、**上体を起こして胃酸が逆流しないように気をつけてください。**

さらにノロウイルスなどの伝染性の胃腸炎にかかってしまったときなどは、吐いたものを誤嚥しないように気をつけなければいけません。

ウイルス性の胃腸炎では、激しい嘔吐《おうと》が起こることが多いため、吐瀉物《としゃぶつ》が気道に入りやすく、それによって誤嚥性肺炎を起こすこともあるからです。嘔吐が続くときには仰向け（仰臥位《ぎょうがい》）ではなく横向きの側臥位《そくがい》で寝かせ、吐瀉物を吐き出しやすくして吸い込まないようにします。

14 筋力を維持して転倒・骨折を防ぐ

誤嚥をしないためには、**喉や口のまわりの筋肉を鍛えることは大切ですが、それだけでは不十分です。**前項で、食後はすぐに横にならないことをすすめていますが、食事をするときに誤嚥しにくい、正しい姿勢をとり続けるためにも、最低限の全身の筋力が必要になります。

近年、高齢者の認知症予防とも関連して**「ロコモティブシンドローム（通称・ロコモ）」**という言葉が普及し始めました。

ロコモは「運動器症候群」ともいわれ、超高齢社会の重要な課題となっています。

運動器とは、骨や軟骨、筋肉などの組織の総称です。これらが加齢によって衰え

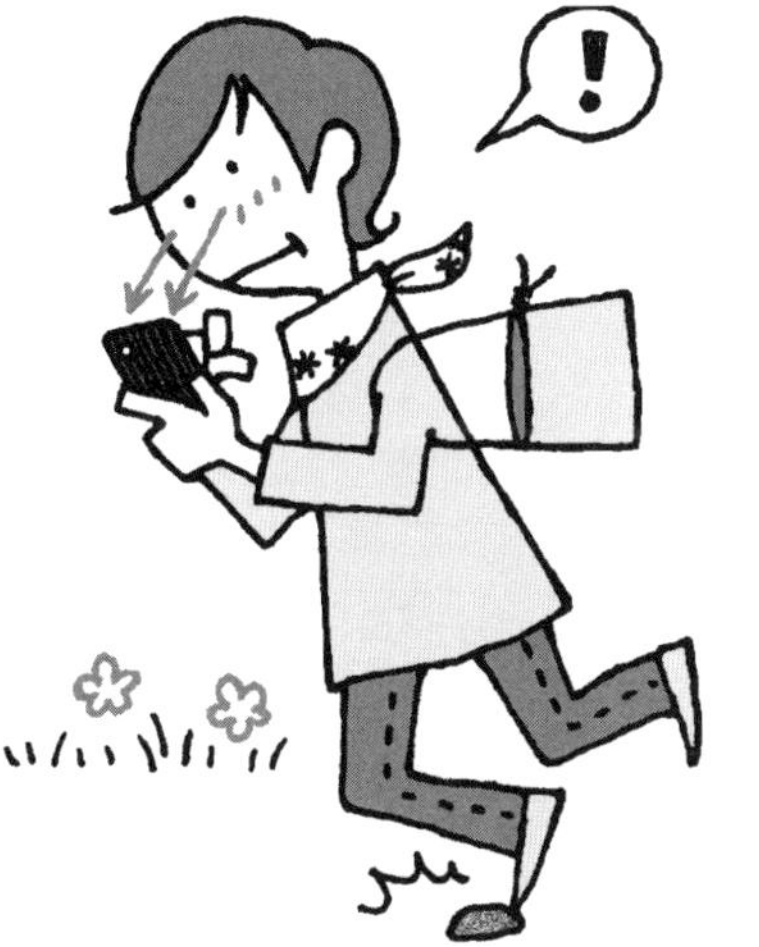

たり、痛みや骨折などの障害が生じたりすると、「歩く」「立ち上がる」「座る」などの生活するうえで最低限必要な動作ができなくなり、進行すると介護を必要とするようになります。

つまり、健康寿命（74ページ）が短くなってしまうのです。

もちろん、加齢とともに筋肉の量が減っていくことは避けられませんし、軟骨がすり減れば「変形性関節症」に、骨の密度が減ってスカスカになれば「骨粗《こつそ》鬆症《しょうしょう》」になります。

そのまま、なにもしなければ、膝痛や腰痛を起こしたり、転倒して骨折するといったトラブルにつながり、寝たきりになるリスクが大きくなります。

しかし、こうしたロコモは本人の心がけ次第で、**ある程度遠ざけることが可能です。**そしてそれは、誤嚥対策ともかかわってきます。

知人のお母さんは、80代で体は元気でしたが、認知症の症状が出始めたためにグループホームで生活していました。

家事をしなくなって不活発な生活になったため、筋肉は落ちてしまいましたが、ホームの食事はおいしく食べていたようで、10キロも体重が増えていたそうです。

知人が、そのお母さんを連れて温泉旅行に出かけたときのこと。

宿の大浴場にいき、母娘で一緒に浴槽に入って温まろうとしたところ、**お母さんの両脚がお湯の中で浮いてきてしまったというのです。**脚が上がれば、当然のことながら頭が沈みます。まわりの人たちの手も借りて、なんとかお母さんの体を引き上げましたが、危うく溺《おぼ》れるところでした。

実は、高齢者のお風呂での事故はとても多いのです。

浴槽で滑ったり姿勢を保てなかったりしたために、溺れかけて水を吸い込み、肺炎を起こすことも少なくありません。

このお母さんも、姿勢を保つ体幹や四肢の筋力が落ちてしまったせいで、浮力が働くお湯の中で、しっかり座った姿勢を支えるだけの筋力がなかったのだと思われます。

自宅のバスタブなら、背中や足を壁面が支えてくれるのですが、大浴場の大きな浴槽の場合は自力で姿勢を保つ必要があります。上体を立てて浴槽の底に座り、お湯のなかに下半身を沈める姿勢を保つためにも、筋力が必要だという実例です。

お腹や背中の体幹の筋肉が落ちてしまうと、**しっかりと椅子に座る姿勢を保つことも難しくなります。**背中が丸まったり、傾いた姿勢になりがちだったりすると、食事中に誤嚥するリスクも高まります。

誤嚥性肺炎を招くロコモに陥らないようにするためには、高齢になってから運動しようと重い腰を上げるのでは遅すぎます。筋肉を保つには、日頃からよく動いて筋肉を使う習慣を身につけることが大切です。

ある程度若いうちから――少なくとも40代後半くらいからでしょうか――時間を見つけて、日常的に歩いたり走ったり泳いだりする習慣をつけることが重要です。「60歳を過ぎてからマラソンを始めた」という人の話も聞きますが、年を取ってから新たなスポーツに取り組むのは簡単なことではありません。運動がきらいな人、苦手な人こそ、**自分に合うスポーツや、長く続けられるような活動的な趣味を見つけておいてほしいのです。**

私が所属する呼吸器内科の先輩医師は、ボーリングが趣味でマイボールを持ち、週に何度かボーリング場に通っています。80代後半なのですが、1日に10ゲーム近くプレーするというのです。体幹もしっかりして姿勢もいいので、10歳くらいは若く見られると思います。

肥満があれば解消し、肩や足腰の柔軟性を高めるとともに、体幹の筋肉を鍛えて「寝たきり予備軍にならない」ことも、若いうちから始めたい誤嚥予防法です。具体的なストレッチや筋トレ法などについては、第6章を参考にしてください。

15 健康診断は必ず受けるべし

誤嚥性肺炎を予防するためには、全身的な免疫の保持が重要であることは理解していただけたかと思います。

とはいえ、私たちは不死身ではありませんから、いつかは病を得て入院したり、手術や抗がん剤の治療を受けたりする事態もありうるでしょう。そういうとき、肺炎によって命を落とすことにならないための備えが必要です。

大切なのが、定期的な健康診断や「人間ドック」などによる健康チェックです。

空気中の異物のフィルターともいえる肺の組織には、誰でも加齢とともに多少の傷がついてしまいます。その傷を最小限にとどめると同時に、思わぬ病から免疫力が落ちて肺炎にかかり、重症化を防がなくてはいけません。

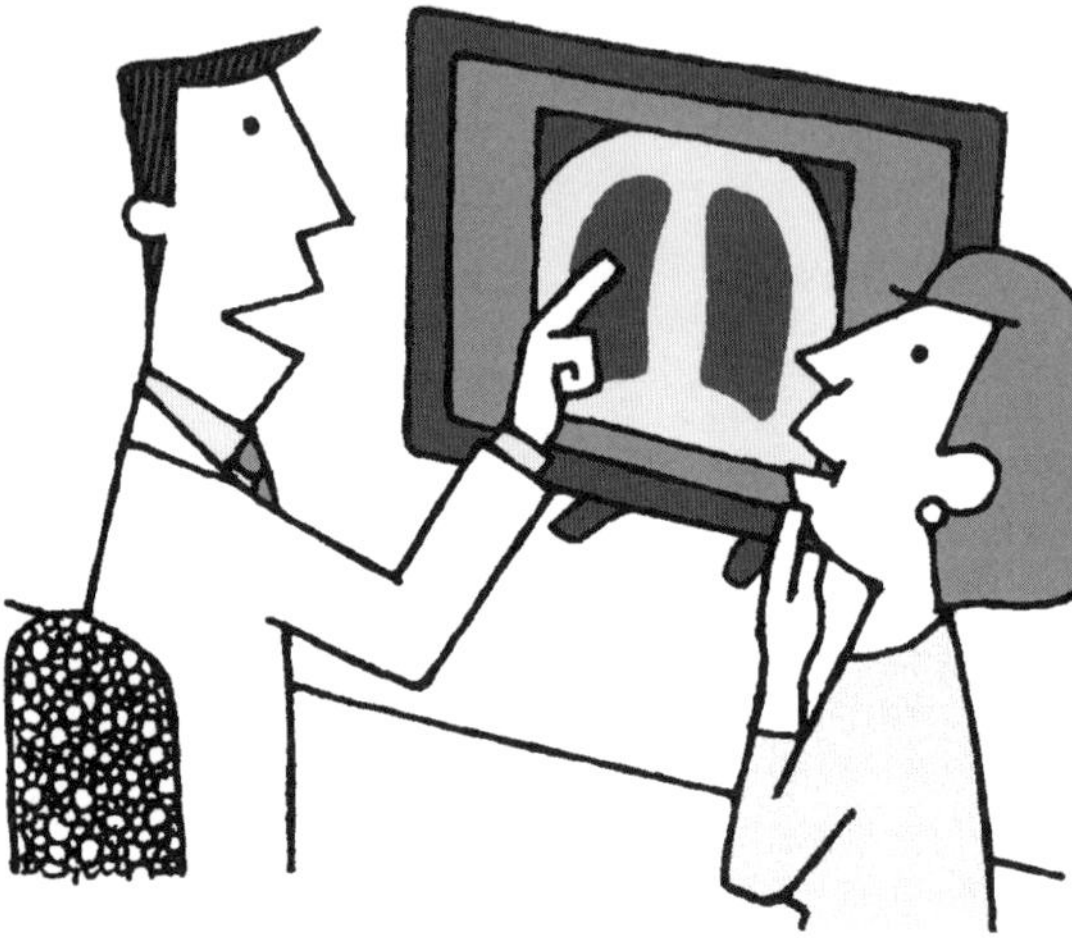

その病の代表が糖尿病です。

糖尿病は**「万病のもと」**といわれるように、全身の血管を標的として腎臓、脳神経、心臓など多くの臓器の機能を奪います。

臓器のみならず、血液中の外敵と闘うリンパ球をはじめとする免疫細胞の働きも弱らせてしまいます。

もし、肺炎を起こしたときに糖尿病が治療されていない状態にあると、**免疫力が低いために、外敵との闘いは圧倒的に不利になります。**

健康な人では問題にならないような毒性の弱い菌の場合ですら、肺炎を起こしてしまうのです。治療する医師も、特殊な菌やカビなども敵として想定して治療にあたる必要が出てきます。

ましてや、放置していた糖尿病で腎臓の働きが悪くなり、足に壊疽《えそ》があり、脳梗塞を起こして肺炎を生じたというような場合には、**病状をひも解くだけでも大変です。**

特殊な菌も想定して、抗生剤の数を増やしたり強い薬を使ったりしたい一方で、腎臓に負担をかけない配慮も必要になります。「彼方《あちら》を立てれば此方《こちら》が立たず」という状況になるわけです。

「健診ではじめて糖尿病の指摘を受けたときにしっかりと治療を開始していれば、こんなことにはならないのに……」と思うことがしばしばあります。

ほかにも、肝硬変やがんなど、免疫を落とす病気では同様のことが生じます。肺炎は微生物と人間との弱肉強食の闘いです。身体の弱点を攻められないように、健診で万全な免疫体制を保てるようにチェックしましょう。

さて、健診やドックの項目のなかで、肺の状態をみる検査としては、「胸部レントゲン検査（胸部単純X線検査）」や、「CT検査」「呼吸機能検査」「喀痰検査」がありますす。ひとつずつ、解説していきましょう。

○胸部レントゲン検査（胸部単純X線検査）

定期健診の胸部レントゲン検査は、かつては国民病であった肺結核の対策として行われてきた経緯があります。肺がんの検診としての有効性には議論もありますが、簡便で被ばく量も少なく、多くの情報を含んでいる検査です。

結核やがん、肺炎以外にもCOPDや気胸、間質性肺炎などの疾患も検知できます。時間的な変化を追いかけるのにも有効です。

ただし、多くの情報がひとつの画像に詰まっている分、CT検査よりも画像診断が難しく、読む者の技量によって検査の質が変わりかねません。また、死角も存在するため、どうしても一定の見落としが避けられない検査です。

○ＣＴ検査

レントゲン検査と同様にＸ線を照射して撮影する検査ですが、肺の全体像を平面的に撮影する胸部レントゲン画像とは異なり、体を輪切りにした横断面の画像が得られます。

デジタル化された画像データですから、処理の仕方によっては横切りにも縦切りにも見ることができますので、死角がほとんどありません。しかし、放射線の被ばく量はレントゲンに比べて大きくなるため、配慮が必要になります。

○呼吸機能検査

ＣＯＰＤや喘息など、息を吐く力が低下する病気や、肺活量が低下する病気を検出することができます。

以前は「呼吸機能が悪い」という理由で呼吸器内科に紹介されてくる患者さんは、ほとんどいませんでした。しかし、最近では疾患や肺年齢の認知が進んだこともあり「ＣＯＰＤが疑われます」との紹介状を持ってくる人も増えてきました。

被検者の努力次第でばらつきもあるデータですが、ＣＯＰＤは禁煙による予防も可能な病気であり、喘息も治療によって発作をなくすことができるようになっています。これらの病気は重症にならないとレントゲンでは見つけることは難しい病気なので、早期に見つけるには肺機能検査が重要となります。

○喀痰検査（喀痰細胞診）

地域の肺がん検診などの検査項目のひとつに、「喀痰検査」というものがあります。痰の中には、剥離《はくり》した細胞や飲み込んだ異物、細菌などが混じっていますが、肺がんの場合も痰の中にがん細胞が排出されることがあるため、肺がん診断のスクリーニング（異常の有無を選別する検査）として行われてきました。

多くは、事前に渡された小さな容器に、３日分の痰を吐き出して医療機関に提出します。「朝いちばんに口をゆすいで、強い咳ばらいをして痰を出す」などと、さも簡単そうな注意書きが添えられていますが、「かぜもひいていないのに、痰なんて出せません！」といって検体を提出できない人も多いのが実情です。

結論から言えば、非喫煙者で痰が出ない人は、喀痰検査を受ける必要はないでしょう。

62ページで、「呼吸器が健康であれば、ほとんど痰が出ないのがふつう」と述べましたが、実は痰が出ることが多いのは喫煙者の人たちです。

もともと、「小細胞がん」や「扁平上皮がん」など、喫煙と関連の深い中枢型肺がんの検査手段として続けられていますが、喫煙者の減少とＣＴ検査の発達・普及によって、その意義は縮小傾向にあります。今後、放射線被ばく量の少ない「低線量ＣＴ」を肺がん検診に取り入れるべきかどうかが議論されているのが現状です。

自治体や企業での健診でも重喫煙者（ヘビースモーカー）に限って喀痰検査を行う方針をとることが多いようですが、むしろそのコストを禁煙対策の推進に使用する方が合理的だと、筆者は考えています。

16 肺炎球菌ワクチンですべては防げない

「65歳過ぎたら、あなたも私も肺炎予防」

歌舞伎役者の坂東玉三郎さんが、啓発活動のためのテレビＣＭで、「肺炎球菌ワクチン」の普及を呼びかけています。長期間にわたって放映されていますし、玉三郎さんのお陰で、ワクチンの認知度はかなり高まったのではないでしょうか。

その一方で、多くの患者さんから、**「去年、肺炎球菌ワクチンを打ったのに、肺炎になってしまいました。**ワクチンってのは効果ないですね」とか「誤嚥性肺炎と診断されて、近くの病院に入院していました。肺炎球菌ワクチンは打ってたんですけどね**」**という声も聞かれるのです。

そのたびに、まだまだ誤解があることを痛感させられます。

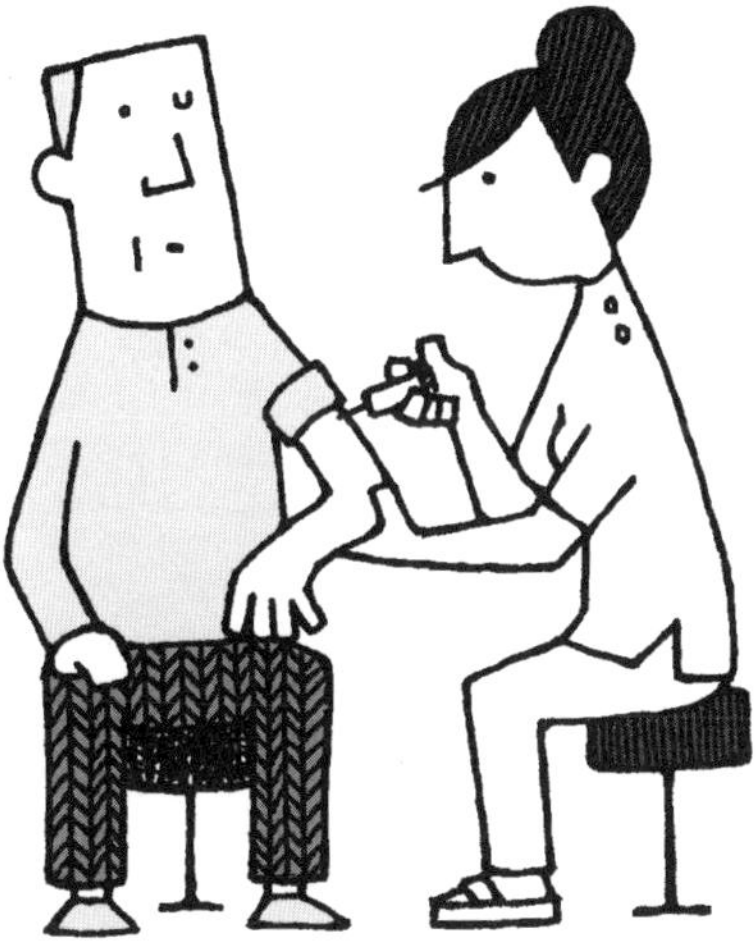

第1章のおさらいになりますが、一般的な肺炎というのは、ウイルスや細菌、カビ（真菌）などによって、肺に炎症が起きる病気です。

その原因になる病原体のなかで最も多いのが「肺炎球菌」であり、肺炎球菌ワクチンは、この細菌に対する免疫を強め、肺炎を起こしにくくすると同時に、かかっても重症化するのを防ぐ効果が期待できます。

しかし、ワクチンによってできる抗体は、特定の病原体に対してのみ効果を発揮するため、このワクチンを接種してもほかの細菌やウイルスなどの病原体による肺炎は防ぐことができないのです。

一方の「誤嚥性肺炎」については、いわずもがなです。これまで述べてきたとおり、誤嚥によって肺に入り込む細菌は多岐にわたります。

考えたくない話ですが、口腔内には糞便中に匹敵する数の細菌が存在するとの説もあります。肺炎球菌以外の「嫌気性菌《けんきせいきん》」というグループの菌が多く、予防や治療もそれらの菌を標的にする必要があります。

一般的な肺炎の原因としては約40%を占めるとされる肺炎球菌を標的とする肺炎球菌ワクチンは、**ぜひ接種していただきたい**のですが、誤嚥性肺炎の予防では主役にはなれません。

肺炎球菌ワクチンについては、さらに解説しておかなければならないことがいくつかあります。

肺炎球菌という細菌は、読んで字のごとく肺炎を起こす球状の細菌です。球菌とは別に「肺炎桿菌《かんきん》」という細菌もありますが、菌の種類が異なります。細菌の名前は人間の都合で勝手につけたものですから、肺炎球菌という名前であっても、髄膜《ずいまく》炎《えん》や中耳炎《ちゅうじえん》の原因菌になることもあります。

今では、肺炎球菌は尿検査によって短時間に診断が確定できるようになりました。肺炎を起こしている菌が特定できれば、治療はしやすくなります。肺炎球菌には、ペニシリンやセフェム系といわれる一般的な抗生剤がよく効くため、免疫が低下していない人が早期に診断されたようなケースであれば、入院せずに通院での治療も十分可能です。しかし、糖尿病や腎不全、心不全など免疫が低下するような持病があると、肺の炎症が重症化しやすく入院が必要になります。

免疫力は加齢とともに低下しますから、高齢者もそのハイリスク群に含まれるため、２０１４年10月から、満65歳以上の人を対象として肺炎球菌ワクチンが定期接種化されました。

定期接種というのは、国が接種を推奨する予防接種のことで、これによって費用の一部負担が全国で制度化されることになりました。２０１９年1月現在では、65歳から5年ごとの節目の年齢の人が定期接種の対象となっています。

このワクチンの効果は、約5年間持続するとされています。

しかし、100歳まで長生きする人も珍しくなくなった時代ですから、5年しか効果がもたないのでは困ります。数年前までは、再接種すると副反応（接種した場所に赤みや腫れ、痛みなどの反応が出ること）が強くなることが懸念されていましたが、その問題もクリアになり、2009年以降は、**接種してから5年経てば再接種できる**ようになりました。

さて、この効果の持続時間とも関連のある問題が肺炎球菌ワクチンにはあります。現在、**肺炎球菌ワクチンには2種類のワクチンがある**ことをご存知でしょうか。

肺炎球菌には、90以上もの亜型（さらなる分類）があります。このうち、感染の原因になることが多い23種類の亜型をカバーするのが、定期接種化された「23価」のワクチンです。

一方で、これとは別の「13価」のワクチンが約120か国で承認されており、日本でも遅れて認可され、接種できるようになりました。こちらのワクチンは、網羅する亜型の数は少ないものの、タンパクを結合する効果が持続するように処理されているため、**１回の接種で免疫が持続し、再接種する必要がないとされています。**

しかし、２０１９年２月の時点では「13価」ワクチンは任意接種の扱いなので、医療費の補助はありません。

「13価」では再接種は不要とされていますが、「23価」を６か月から４年以内に追加接種すると、免疫の再増強効果である「ブースター効果」が得られると考えられており、米国ではこの方法を推奨しています。

日本人でのデータは現在検討中で、「日本感染症学会」及び「日本呼吸器学会」のホームページにも、再接種の仕方を含めて一応の目安が示されてはいますが、最終的な結論はまだ出ていません。

いずれにしても、ワクチンの再接種時には**「どのワクチンをいつ接種したか」**という接種歴の情報が重要になります。ご自身でも、接種したワクチン名と日付を記録しておき、主治医と相談のうえで再接種することをおすすめします。

17 淑女に多い非結核性抗酸菌症

シニア世代の人たち、**特に女性に増えている病気があります。**

「非結核性抗酸菌症」という病気です。

日本では、「Mycobacterium avium complex」という英名を略して「MAC症」あるいは「肺MAC症」と呼ばれることが増えています。

肺のレントゲン画像やCT画像に影がある、という点は肺炎と似ているので、**肺炎と診断されることもあります**が、呼吸器内科の専門医なら陰影のパターンで予測はつきます。

画像検査でこの病気が疑われた場合、菌の特定は喀痰検査で行いますが、痰が取れにくい場合などは、さらに気管支鏡検査を行うこともあります。最近では、補助診断として血液検査で抗体を調べることもできるようになりました。

間質性肺炎（１３６ページ参照）や、若い頃の結核、慢性気管支炎など、肺になんらかの傷痕があると、気管支や肺の防御能が低下して菌がつきやすくなります。

非結核性抗酸菌症というのはわかりにくい病名ですが、文字通り「非結核」、つまり結核菌以外の「抗酸菌」という菌による感染症です。この菌は土や水などの環境中に存在し、浴室にいるときや土をいじる作業の際に、**空気中やシャワーのミストにただよう菌を吸い込むことによって感染する**と考えられています。感染力は弱く、人から人に感染することはないとされています。

抗酸菌には１００種類以上の菌種がありますが、そのなかで感染力も毒性も強いのが結核菌です。しかし、それ以外の菌も、全身の免疫が低下していたり、気管支や肺に傷があるなど局所的な免疫が低下していたりすると、病原性を発揮します。

多数の菌種のなかでいちばん問題となることが多いのが、「Mycobacterium avium」という菌種です。人間と菌との関係は、つねにその微妙なパワーバランスの上に成り立っているのです。

ちなみに、この病気には、**「ウィンダミア卿夫人症候群」**という別名があります。『幸福の王子』の作者であるオスカー・ワイルドの『ウィンダミア卿夫人の扇』という作品の主人公・ウィンダミア卿夫人は、非常におしとやかな貴婦人です。彼女のような上流階級の女性は、下町の男性のように「カーッ、ペッ」と勢いよく痰を吐くような下品なふるまいは絶対にしないでしょう。

非結核性抗酸菌症は、ウィンダミア卿夫人のような、痰も吐けない、か弱い妙齢の女性に起こりやすい病気なのです。貴婦人でなくても、女性は一般的に痰が溜まってもうまく吐き出すことができない人が多いと思われます。

雑菌の死骸やホコリなどが混じった痰を吐き出せないと、気管支のクリアランス機能が落ちて、肺にも菌が入りやすくなるという理屈ですが、事実、日本国内でも中高年女性に増えつつある病気です。

さて、年間約8000人が非結核性抗酸菌症にかかりますが、肺結核の患者数が年々減少しているのに対し、**非結核性肺抗酸菌症は反対に増加傾向にあります。**数年から10年以上かけてゆっくりと進行し、初期はほとんど症状がなく、健康診断などで見つかることもよくあります。咳や痰、血痰、だるさ、発熱、寝汗、体重減少などの症状が出て受診するケースもあります。

診断が確定し、症状や肺の影が悪化してくる場合には薬による治療を行います。クラリスロマイシンという抗生剤と抗結核薬など、３～４種類の薬を毎日、少なくとも１年から数年間は服用する必要があります。菌が培養されなくなってからも、１年間は服用を続けます。

非結核性抗酸菌症は、非常に個人差の大きい病気です。治療をしなくても数十年間、なにも変化が起こらないケースもあれば、複数の薬を使って治療を続けても、１年後には生命が危ぶまれるくらいまで悪化するケースもあるため、経過観察が大切になってきます。一般の内科医にはなじみの薄い病気なので、**呼吸器内科専門医のかかりつけをもつことが望ましい**と思います。

18 気管支喘息は発作ゼロをめざす

医学・医療は日々、どんどん進歩しています。

それによって、昔からある病気でも、治療方法や治療に対する考え方が大きく変わることがあります。呼吸器疾患のなかでは、**「気管支喘息」**もそのひとつといえるでしょう。

気管支喘息という病気は、空気の通り道である気道に炎症が続くことによって、気道が敏感になり、気道が狭くなる発作（いわゆる喘息発作）をくり返す病気です。

小児喘息だけでなく、**中高年以降に発病する人もいます。**気道に炎症が起きる理由は、第5章にも登場するようなダニやハウスダスト、ペットのフケ、カビなどのアレルギーが多いのですが、実際には原因物質を特定できない例も多いのです。

１９９０年代には、全国で７０００人以上もの人が喘息で死亡していました。

その頃は発作が起きたら気管支拡張薬を使用して治まるのを待ち、重症の場合は病院に駆け込んで気管支拡張薬やステロイドの点滴などで治療しました。筆者の勤務病院でも、同じ患者さんが発作をくり返して、年に何度も入院することがよくありました。

その後、日本でも「吸入ステロイド薬」が普及して、それによって**発作を起こさないようにコントロールする治療が主流**になりました。その結果、喘息が悪化して死亡する人の数も、発作で入院する人の数も激減したのです。プロスポーツ選手の中にも、喘息をコントロールしながら活躍している人が増えてきています。

しかし、それでも**喘息による死亡者はいまだにゼロではありません**。

特に、高齢者が死亡する例が目立ち、２０１７年の厚生労働省の調査では、死者の数は１９９０年代の約４分の１に減ったものの、９割以上が65歳以上の高齢者でした。

これには、いくつかの理由があると考えられますが、そのひとつが吸入ステロイド薬を正しく使えていない人がいることや、症状が治まると自己判断で薬を中断してしまう人がいることだと思われます。

吸入ステロイド薬は、内服薬（飲み薬）の100分の1程度のごく少量のステロイド薬の粉が容器にセットされており、毎日決まった量を口から吸いこんで服用します。確かに最初はコツがいりますが、慣れれば難しくないはずです。ところが、若い頃の喘息治療に慣れてしまった人の中には、**苦しくもないのに毎日薬を吸入する必要性を、なかなか理解してくれない人もいる**のです。

実は、この気管支喘息の発作も、肺炎のリスクになり得ます。

喘息の発作が起きると、気道の内部は傷つき、それをくり返すたびに気管支の粘膜に傷が増えていきます。傷ついてしまった場所は、第1章で述べた「気道クリアランス」が低下するため、菌がつきやすく、かつ排除しにくい状態になります。

最近では、喘息の発作を起こすたびに、その傷が集積して気管支の構造が変化することがわかっています（これを「気道リモデリング」と呼びます）。

「発作」という言葉には、発作を乗り切れば、すっかり健康な気管支の状態に戻るというニュアンスが含まれているように感じられますが、実は気管支のミクロのレベルでは元に戻れない傷が少しずつ重なっていることがわかってきたのです。

傷ついた気管支はしなやかさを失い、発作の度に肺機能が少しずつ低下して、高齢になってからの肺の予備力に大きな開きが生じます。

特に長年、大きな発作をくりかえしてきた重症喘息の場合は、**まるで重喫煙者のCOPDと同じような経過をたどることもある**のです。

気道のダメージの程度が強いと、発作状態でなくても酸素を取り込む力が低下して、在宅酸素療法（HOT）が必要になる例もあります。

そして、そのような「気道クリアランス」が低下した人は、肺炎も起こしやすくなるうえ、ひとたび肺炎になってしまうと重症化しやすく、生命にかかわることもありえます。

この数年では抗コリン薬の吸入、抗体療法、サーモプラスティーなど、新たな喘息治療が次々と開発されています。重症喘息の患者さんでも、それらの治療の組み合わせによってステロイドの量を減らすことが可能になり、劇的な症状の改善がみられる例が増えています。

現在では、起こった発作をコントロールするだけでは不十分で、**発作ゼロをめざした長期管理**こそが、喘息患者さんの最終的な治療目標とされています。

将来の肺炎のリスクを減らすためにも、最新の治療を取り入れながら、発作を起こさない〝発作ゼロ〟をめざした治療の組み立てが重要です。

第4章

口腔ケアでリスクを減らそう

口の中の環境は、肺炎のリスクに大きく影響します。ここでは歯周病の予防や糖尿病との関係、さらには鼻呼吸と口呼吸について解説します。

19 朝食前の歯磨きを習慣化する

超高齢化時代を迎えた昨今の我が国では、**「口腔ケア」の重要性が認識されるようになりました。**歯を磨くことだけでなく、きれいな歯ぐきや舌を保ち、虫歯や歯周病を予防することは、あらゆる生活習慣病の予防につながるからです。

さて、肺炎予防という観点から考えたとき、いつ歯磨きをするのが最も効果的だと思いますか？

①　朝起きてすぐ

②　食事のあと

③　夜寝る前

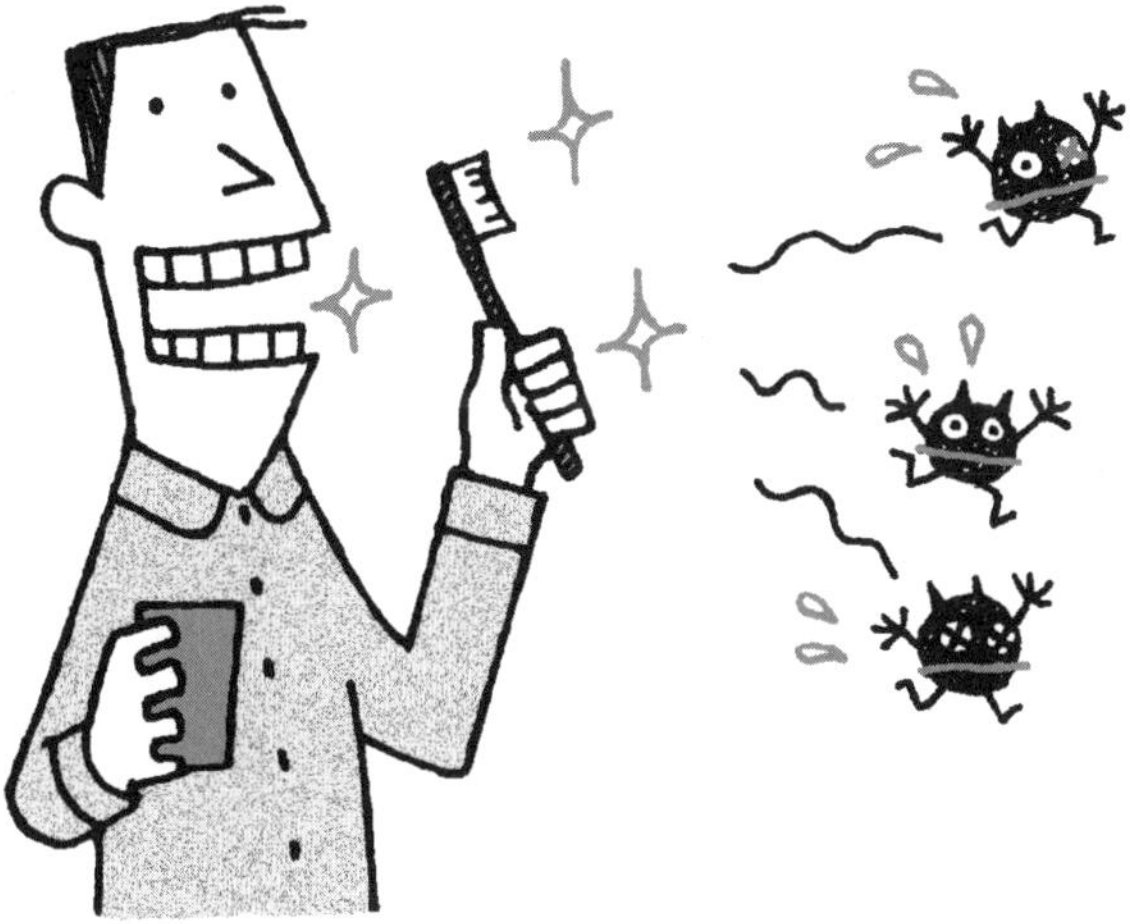

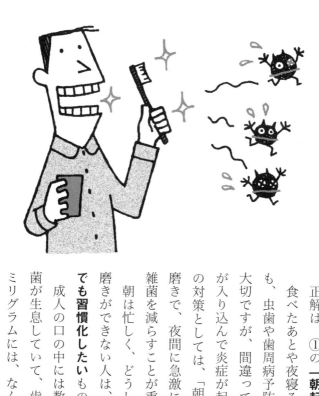

正解は、①の**「朝起きてすぐ」**です。

食べたあとや夜寝る前に歯を磨くことも、虫歯や歯周病予防のためにはとても大切ですが、間違って気管支や肺に細菌が入り込んで炎症が起きる「誤嚥性肺炎」の対策としては、「朝起きてすぐ」の歯磨きで、夜間に急激に増加した口の中の雑菌を減らすことが重要です。

朝は忙しく、どうしても起きがけの歯磨きができない人は、**せめてうがいだけでも習慣化したい**ものです。

成人の口の中には数百種類以上もの細菌が生息していて、歯に付着した歯垢１ミリグラムには、なんと**１億個以上の細**

菌がいるともいわれています。

夜寝ているあいだは抗菌作用のある唾液の量が減っているため、これらの細菌がさらに爆発的に増えています。朝起きて、うがいや歯磨きをせずにそのまま朝ご飯を食べてしまうと、**増殖した細菌を食べ物と一緒に飲み込むことになります。**胃に入った雑菌は、胃酸によって処理されてしまうので問題にはなりません。

しかし、食べている最中にうっかり誤嚥してしまうと、夜のあいだに増えた大量の細菌が気管支や肺に入り込み、誤嚥性肺炎を起こす原因になります。

目が覚めたら、まずはうがいをして、軽く歯を磨いてから、飲み物を飲んだり食事を摂ったりすることを習慣づけましょう。

口腔ケアには、唾液の分泌をうながすという効果もあります。近年、唾液が出にくくなって口の中が乾燥する「ドライマウス」の症状を訴える人が増えています。

私たちは無意識に食べ物を咀嚼しながら、飲み込みやすいように唾液で包みこみ、ゴクン、と飲み込みます。ドライマウスで口腔内の唾液が不足すると、パンやクッキーなどのパサパサしたものが食べにくくなり、誤嚥の誘因にもなります。

ドライマウスそのものは病気ではなく、糖尿病や膠原病《こうげんびょう》などの病気や薬の副作用、過剰なストレスや緊張、加齢などが原因となって、唾液の分泌量が低下します。原因を取り除くことで解決できる場合もありますが、改善が難しい場合もあります。

ドライマウスでどうしても生活に支障がある場合には、あごの「唾液腺《だえきせん》」を刺激して唾液の分泌を促すマッサージをしたり、唾液成分を補うスプレー薬などで口の中を潤す治療をしたりすることもあります。

歯磨きなどの口腔ケアが十分にできていないことが原因で、ドライマウスになっているケースもあります。**口の中の粘膜や舌が食べ物のカスや細菌で覆われている**ために、スムーズな唾液の分泌を妨げてしまうのです。

高齢になると、健康な人でも唾液の分泌量が減ってきます。毎日の口腔ケアを習慣にすることで、口の中が清潔になると同時に、歯ブラシや舌ブラシによるマッサージ効果で唾液腺が刺激され、唾液が活発に分泌されるようになります。口の中が唾液で適度に潤っていることは、おいしく食事ができるためだけでなく、口の中の細菌を減らし、誤嚥性肺炎を防ぐためにも大切な条件です。

20 むし歯と歯周病を予防してしっかり噛める歯を残す

口腔ケアに関しては、最近では、**「オーラルフレイル」**という概念も確立されつつあります。

オーラルとは「口の中」「口腔」、フレイルは英語で「虚弱」という意味のフレイルティ（frailty）という語がもとになっています。第2章で解説した「ロコモ」は、全身的な運動器の劣化を意味していますが、オーラルフレイルは「口の中の虚弱」、つまり**「口腔環境の老化」を指しています。**

超高齢社会においては、健康寿命の延伸をはかるための大切な要素のひとつとして、この口腔環境の老化を予防することが挙げられているのです。

たとえば、むし歯や歯周病を放置して、歯が抜けたり噛む力が弱くなってしまったりすると、ついつい噛みごたえのある食べ物を避けて、柔らかくてすぐに噛めるものばかりを好むようになります。

そうすると、あごの筋肉や歯ぐきの力が衰えて、ますます噛めなくなり、唾液も十分に分泌されなくなります。これがオーラルフレイルの悪循環のはじまりです。

噛みごたえのある肉や小魚、根菜などを食べなくなると、食生活はどんどん偏っていきます。どうしても食べやすい麺類などの炭水化物が中心になり、骨や筋肉の材料になるタンパク質やカルシウムなどのミネラル、運動するためのエネルギー代謝や神経の働きに必要なビタミンB群などが不足してしまいます。

こうして高齢者に起こりがちな低栄養状態に陥ると、筋力不足で歩けなくなり、社会参加ができなくなっていくのです。**オーラルフレイルから、全身的なフレイルへと進行してしまう**、高齢者に起こりがちな負の連鎖です。

誤嚥性肺炎を予防するためのオーラルケアは、歯磨きの習慣だけでなく、口腔環境のトータルな老化を阻止する意識で取り組むことが必要でしょう。

しっかり噛んで飲み込む力をキープするためには、やはり高齢になっても**「自分**

の歯で噛める」ことが重要になります。**「８０《ハチマル》２０《ニマル》運動」**という言葉を聞いたことがあるでしょうか。これは、「80歳になっても20本の歯を残そう！」という歯の健康維持のためのスローガンです。

公益財団法人「８０２０推進財団」が２００５年に行った調査によると、自分の歯を失う原因として最も多いのは「歯周病」（41・８％）、続いて多いのが「う蝕《しょく》（むし歯）」（32・４％）となっています。**この２つを予防することが、自分の歯を守ることにつながる**と言えるでしょう。

ところが、２０１６年の厚生労働省による歯科疾患実態調査では、60代の人の約６割が歯周病だというショッキングな結果が出ています。

歯周病は、「歯周病菌」に感染して歯ぐきに炎症が起こり、進行すると歯を支えている骨が溶けてしまう病気です。日本人が歯を失う原因としては、むし歯よりも多いのです。

そして、**誤嚥性肺炎を起こした患者さんの多くに歯周病原性細菌が見つかります。**

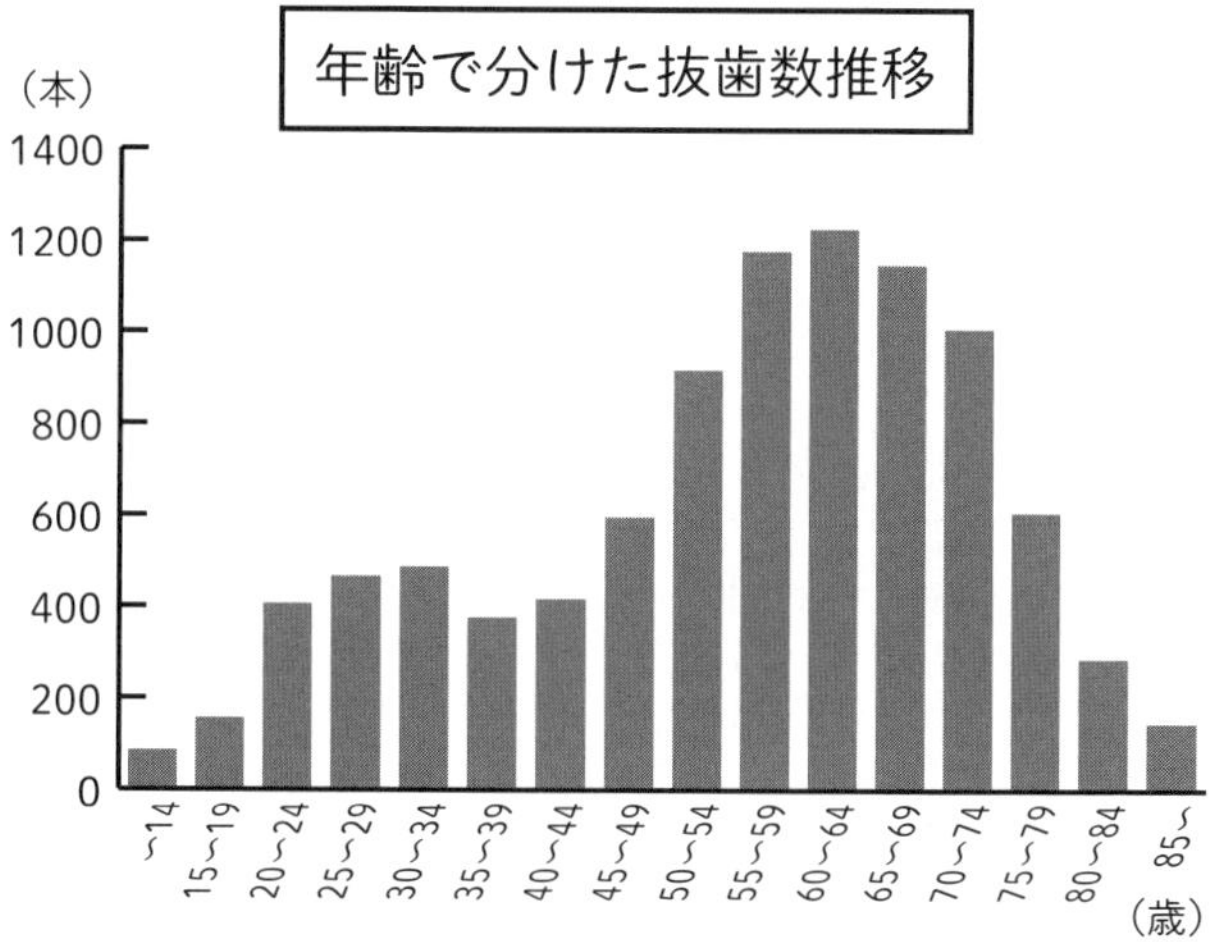

前述の同財団の「全国抜歯原因調査結果」によると、全国の約２０００件の歯科医院で1年間に抜歯された歯の数は、40代まではほぼ横ばいなのですが、50歳頃から一気に急増し始めます。

そして、50代後半になると、40代前半の年代の約３倍もの本数の歯が抜かれていることがわかります（グラフ参照）。

自分の歯を失うと、それに代わるものとしてブリッジや部分入れ歯、総入れ歯などを使ってものを噛むことになります。先に紹介した２０１６年の厚労省の調査によると、入れ歯を装着する人の割合は年齢が上がるごとに増加しますが、

65〜69歳では部分入れ歯の人が全体の約3割、総入れ歯が約1割なのですが、85歳以上になると部分入れ歯、総入れ歯の人がどちらも4割を超えてしまいます。

しかし、**すでに部分入れ歯や総入れ歯になっている読者も、うなだれているだけではいけません。**自分に合う入れ歯をつくり、しっかりメンテナンスをしていれば、肺炎を遠ざけることはできるはずです。

「お父さんはもう年だから、入れ歯をつくり直すのはもったいない」と考えている息子さんや娘さんがいたとしたら、それは大きな間違いです。合わない入れ歯は誤嚥の誘因にもなりやすく、高齢になるほど残存する歯や入れ歯のメンテナンスは大切になってきます。

実は、**ブリッジや歯周病で抜け落ちた歯が、胸のレントゲンにくっきりと映ることもあります。**つまり、歯を誤嚥してしまうのです。誤嚥した直後に気づいて受診していただければ、気管支内視鏡で除去することもできます。とはいえ、歯はなかなかつかみにくく、内視鏡での除去処置はなかなか大変です。

歯やブリッジなどは雑菌だらけですから、「トロイの木馬」のように大量の敵が一気に肺に侵入してくることになります。

入り込んだ歯の周囲には強い炎症が生じますが、認知症がある場合などは気がつかないこともあります。そうなると、「肺化膿症」という塊状の炎症になって、手術で周囲の肺ごと切除しなくてはならないケースもあります。

高齢になると、たいていはあごまわりが痩せてきて、入れ歯が合わなくなって痛みを訴えたり、よく噛めなくなったりします。それを放置しておくと、入れ歯をはめるのが億劫になり、食事のときだけ入れ歯をはめて、食べ終わったらすぐにはずしてしまうようになります。

入れ歯をはずしたままにしていると、口の中をきれいに保つために必要な唾液の分泌が滞って不潔になりがちです。**誤嚥を防ぎ、唾液の量を保つために、食事の時間以外もできるだけ入れ歯を入れた状態で生活する習慣をつける**ことが推奨されています。また、入れ歯をはずしてしまうと口を開けたままになりやすいため、よけいに口腔や気道の乾燥を招きます。

ただし、就眠中の入れ歯の装着については、歯科医師のあいだでも賛否両論のようで、ケースバイケースでしょう。たとえば認知症があるような場合には、部分入れ歯をのみ込んでしまうなどの心配もあるからです。

また、経口摂取ができなくなって、胃ろうからの経管栄養になった人の場合でも、口の中の唾液などをのみ込むので誤嚥の危険性があり、口腔ケアは必要です。

分泌されたばかりの唾液は無菌状態ですが、口の中や歯周部の雑菌によって、のみ込むときには**1ミリリットルに数百種類、1億個以上もの細菌が存在する**といわれています。しかし、現実にはきちんと入れ歯の手入れができず、口の中が汚いまま入れ歯を続けている高齢者が多いことは、肺炎予防の観点からも大きな問題です。

口腔環境が悪化した状態が続くと、口の中に白いカビ状のものが繁殖する「口腔カンジダ症」になることもあるのです。

口の中の粘膜に白い苔のようなものが付着し、はがすと赤く腫れて出血します、舌の痛みや、食べ物の味がわからない、口の中に違和感があるなどの症状を伴います。健康な人の口の中にもいるカビ（真菌）が、口腔環境の悪化や乾燥、免疫力の低下によって異常繁殖することで発症します。

このようなカビの感染症も、肺炎の原因となります。免疫機能が正常な健康な人の肺に、真菌による肺炎が起こることはまれですが、肺や気管支に傷がついていたり、全身の免疫が低下していると肺炎を起こします。そして、ひとたび炎症が生じると、真菌に対する薬を使っても治療に難渋することが少なくありません。守りの弱ったところを攻めてくるため、しばしば炎症をくり返すことになります。

気管支や肺を傷つけないことと同時に、**口の中に常在する真菌を極力減らしておく**ことは、とても重要な肺炎予防なのです。

21 糖尿病と歯周病が負のスパイラルを呼ぶ

くり返しますが、肺炎は全身の免疫力によって、発病や悪化のリスクが大きく左右される病気です。医学的な表現をすれば、「基礎疾患」「併存疾患」と呼ばれるようなものを悪化させないこと、きちんと治療することが、すべて肺炎の予防につながるといっても過言ではありません。

その意味でも、**特に注意したいのが「糖尿病」です。**ベースに糖尿病があると、健康な人では問題にならないような菌やウイルスによって「日和《ひより》見《み》感染」を起こすことも少なくないうえ、肺炎を起こしてしまうと重篤になりやすいのです。

２０１６年の厚生労働省の調査によれば、糖尿病が強く疑われる人の数は、全国に約１０００万人もいることがわかり、まさに**生活習慣病の横綱**であることは間違いありません。しかも、最近になってこの糖尿病が、同じく肺炎のリスクを高める歯周病とも深くかかわっていることも報告され、問題視されるようになりました。

糖尿病の三大合併症といえば、「網膜症《もうまくしょう》」「腎症《じんしょう》」「末梢神経障害《まっしょうしんけいしょうがい》」が知られていますが、歯周病はこれらに続く**４番目の合併症**として認識されつつあります。

これまでも、糖尿病患者さんの多くに重度の歯周病があることは指摘されていましたが、そのメカニズムはよくわかっていませんでした。

歯周病の原因は、歯と歯ぐきのメンテナンス不足によって、**歯の表面に「プラーク（磨き残しの歯垢）」が付着する**ことです。

プラークの中には歯周病菌などの細菌が生息しており、それが歯と歯ぐきのすき間にある「歯周ポケット」の中で増殖することによって歯ぐきに炎症が起こり、進行すると歯を支えている骨を溶かしていきます。このとき、炎症を起こしている歯周ポケットから炎症関連の化学物質が血液中に放出され、**血流にのって全身に影響します。**

そして、その化学物質は、血糖値を下げるために働く**「インスリン」を効きにく**

くするという、非常にやっかいな作用をもたらすのです。そのため、血糖コントロールがうまくいかなくなり、糖尿病を発病したり悪化したりする結果を招きます。

同時に、糖尿病の人は、そうでない人に比べて歯周病にかかりやすく、悪化しやすいこともわかっています。高血糖が続くと歯周病菌に感染しやすくなるうえ、血管がもろくなって歯ぐきの血流が悪くなり、歯周病になります。

両者は互いに悪化要因となっていて、**負のスパイラル**を形成しているのです。

また、さらに炎症が強いと、歯ぐきに露出した血管から歯周病菌自身が血流にのって肺に攻めてきます。空気の通り道である血管を通って生じる一般的な肺炎とは異なる血流を介した感染です。

肺は、全身の各臓器から戻ってくる静脈の血流を一手に引き受けている唯一の臓器であるため、ほかの臓器の影響を受けやすいのです。

歯周病は口腔環境を悪化させて誤嚥性肺炎や血流による肺の炎症を招き、同時に糖尿病のリスクを高めて肺炎の重篤化をアシストしているわけですから、このスパイラルは肺炎予防の観点からも見過ごすことはできません。

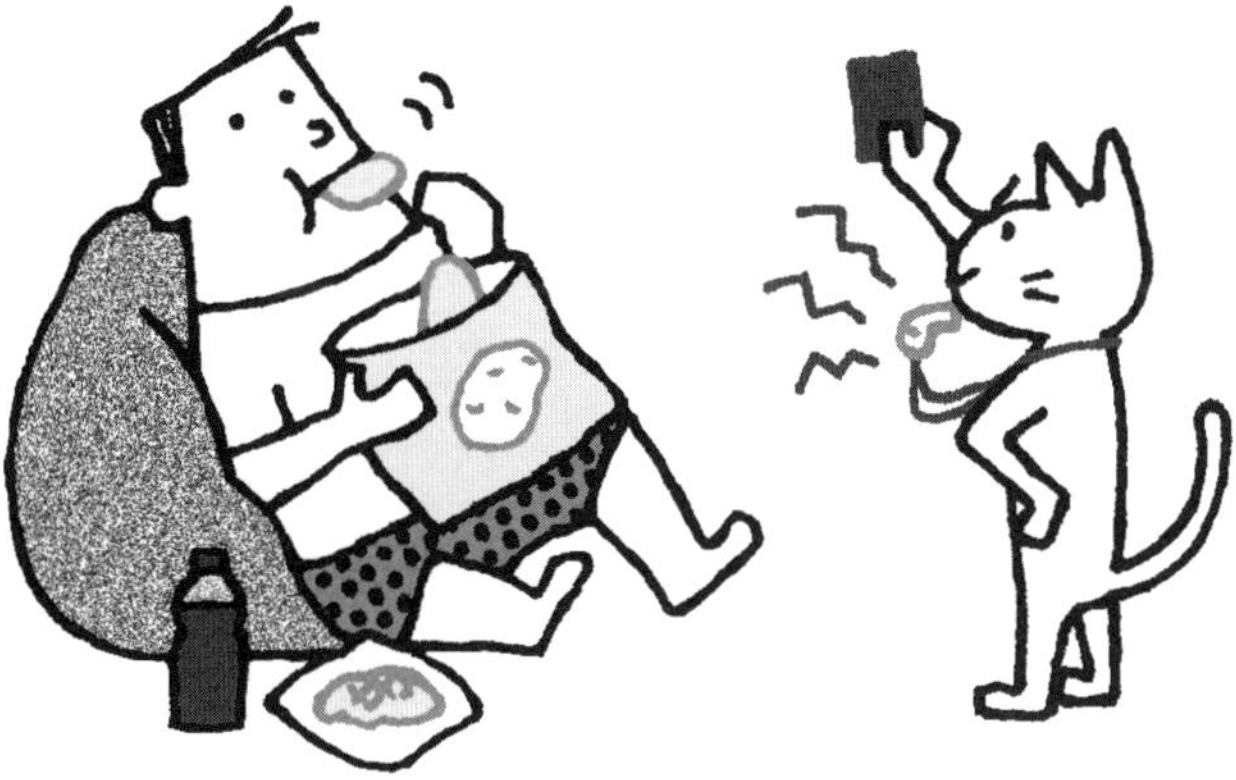

しかし、明るいニュースもあります。

最近の調査結果では、**糖尿病の人がきちんと歯磨きをして、通院して歯周病の治療をしっかり行えば、血糖コントロールが改善する**こともわかってきました。

歯周病の改善とともに、直近約２か月間の血糖の状態を示す「ヘモグロビンA１c」の数値がよくなることを検証したデータもあります。

22 息を吸うときには口呼吸より鼻呼吸

呼吸をするとき、**鼻と口のどちらで吸ったり吐いたりすれば、効率のよい呼吸ができるでしょうか。**

「鼻呼吸」「口呼吸」という言い方があるように、私たちは鼻をつまんで口で呼吸することもできるし、反対に口の中が食べ物でいっぱいになっているときは鼻で呼吸をします。

「呼吸をする」ということにおいて、鼻は単なる通り道に過ぎないと思われがちですが、決してそうではありません。鼻には、多くの重要な役割があるのです。

一般的に、私たちが連想しやすい鼻の役割は、「匂いをかぎわける嗅覚」と「大気中の異物の侵入を防ぐ関門」としての役割でしょう。鼻の内側には、鼻毛が生えています。23ページでも触れたように、鼻毛は、吸い込む空気（吸気）に含まれる異物や粒子を吸着して、それらが気管や気管支、肺に侵入するのを防ぎます。

実は、鼻は鼻毛が生えているだけでなく、鍾乳洞《しょうにゅうどう》のような複雑な構造になっています。それによって鼻腔を通過する気流が屈曲し、**直径が10マイクロメートル以上の粒子の多くは、鼻の粘膜で粘液に吸着されてしまいます。**

スギ花粉は約30マイクロメートル、ダニの糞粒は10マイクロメートル以上ですから、ほとんどが鼻腔を通る時点で吸着されていることになります。

また、鼻汁（鼻水）は、1日に1リットル近く生産されるとされています。鼻汁は異物をキャッチする役割と同時に、鼻腔内の湿度を高く保ち、さらに3つ目の重要な役割である**「吸気の加湿」**にかかわることになります。

口で呼吸する場合でも、口腔内の唾液と湿度によってある程度は加湿されるのですが、加湿効果という点では鼻呼吸には及びません。

鼻呼吸の場合の空気の流れ

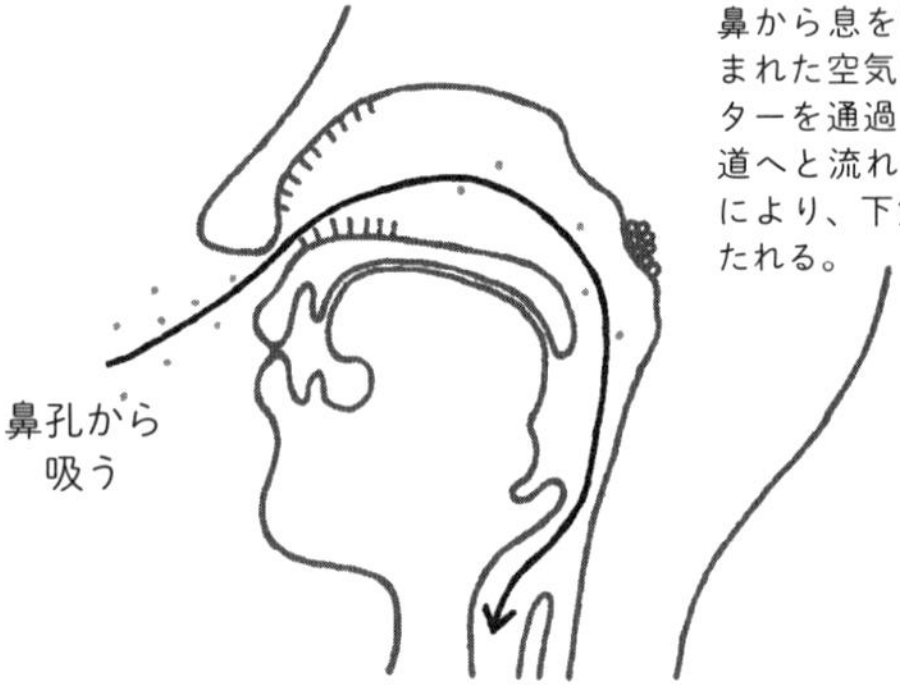

鼻から息を吸うと、吸いこまれた空気は鼻腔のフィルターを通過して喉頭から気道へと流れる。鼻での加湿により、下気道の湿度が保たれる。

口呼吸の場合の空気の流れ

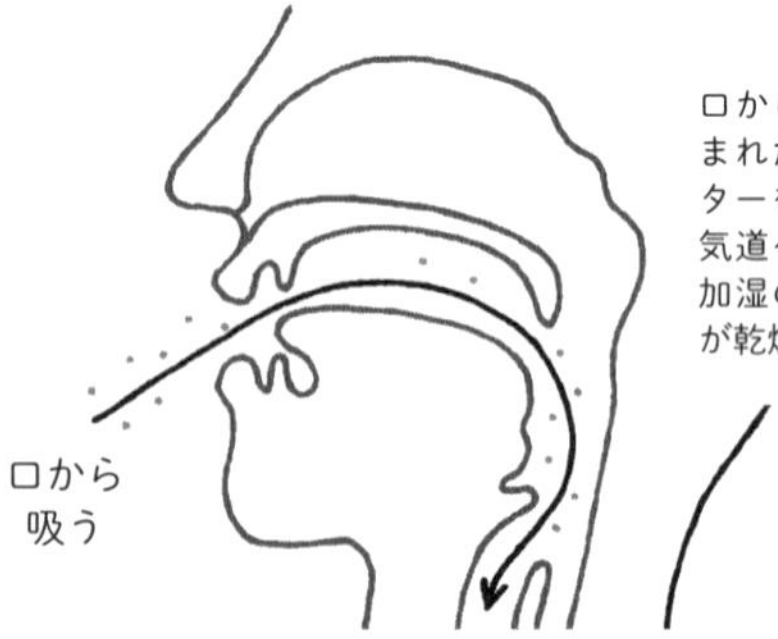

口から息を吸うと、吸いこまれた空気は鼻腔のフィルターを通過せずに喉頭から気道へと流れる。口呼吸は加湿の作用が弱く、下気道が乾燥し感染にも弱くなる。

人工呼吸器を装着している患者さんは、これらの鼻パワーの恩恵が受けられないため、気管切開をしている部分に、加湿と異物侵入を防ぐためのフィルターを装着するのですが、その役割から、医療現場ではこれを「人工鼻」と呼ぶこともあります。

さらに、最近になって「鼻呼吸」による気管支や肺へのもうひとつの作用の重要性が少しずつ明らかになってきています。

鼻では、一酸化窒素（NO）が大量に生産されていることをご存知でしょうか。この一酸化窒素には、**筋肉を弛緩させて血管を拡張させる作用**があります。以前より「肺高血圧症」に対して、肺の血管を広げる目的で一酸化窒素を増やす薬が使われてきましたが、鼻にはこれを作り出す機能があったのです。

32ページでも述べた通り、肺は、安静にしているときには血流も落ち、肺胞にも少量の空気しか含まずに縮んで休んだ状態（虚脱）の部分もありますが、**「鼻呼吸」をすると大量の一酸化窒素が肺胞に届き**、休んでいる肺の毛細血管を拡張させるように働いていると考えられます。一方、「口呼吸」の場合の吸気の一酸化窒素は、「鼻呼吸」の数百分の一とされています。

つまり、**肺の予備力を活用するためには、「鼻呼吸」が重要なのです。**人間の体は、「鼻呼吸」をすることによって多くの吸気を入れれば入れるほど、肺の血流が増加して、より効率的なガス交換ができるという、極めて合理的なシステムになっているのです。

これまでも、「鼻呼吸」のほうがいいという説が唱えられてきましたが、科学的な根拠に基づいた説明がなされていませんでした。

これからは、息を吸うときには**「鼻呼吸」をするのが基本である**ことを考慮して、花粉症を含むアレルギー性鼻炎など、鼻で呼吸しづらくなる病気をしっかり治療することが、より重視されてくるでしょう。

第5章

生活の中に潜む意外な肺炎

肺炎の原因は細菌や誤嚥だけではありません。

肺炎と名のつく病気には、ごく身近なところにあるものが原因となって、肺に炎症を起こすものもあります。

23 侮れない難敵 間質性肺炎

「肺炎」という呼び名の病気のなかで、少々毛並みの異なるのが「間質性《かんしつせい》肺炎」です。一般的な肺炎は、細菌などによる感染が原因であることはすでに述べた通りです。

これに対して、間質性肺炎は感染が原因ではなく、**患者さん自身の免疫反応や遺伝子の異常で生じる**と考えられていますが、原因が特定できないケースもよくあります。多くは慢性的に進行し、肺胞の壁に炎症や損傷が起きて組織が硬く厚くなり、肺胞でのガス交換ができなくなるという、やっかいな病気です。

一般の細菌性肺炎であれば、多くの場合はほとんど傷痕を残さずに回復していくのに対して、間質性肺炎は肺の組織に傷痕を残しながら慢性化するのです。そして傷だらけになると、**肺胞は硬く変質して機能しなくなります。**この肺胞の組織の変化を「線維化《せんいか》」といい、それが進むとガス交換の効率が悪くなるため、呼吸が苦しくなります。

現在、いくつもの環境因子や原因遺伝子が、間質性肺炎を起こす引き金になることが解明されつつあります。知らないうちに吸い込んでいる物質に対するアレルギー反応や、金属や鉱物などの粉塵、薬剤、そして最近では**タバコも大きな原因のひとつ**と考えられています。

原因が特定できない肺の線維化は50歳以上の男性に多く、喫煙者も多数、含まれています。また、間質性肺炎を起こしている人が喫煙すると、高い確率で肺がんを発症するということもわかっています。

いろいろな検査を行っても、最終的に原因がわからないというケースも多く、その場合は「特発性間質性肺炎」と呼ばれて特定疾患――いわゆる難病――に指定されています。場合によっては肺の一部分を採取し、顕微鏡で調べる組織学的検査でパターン分けを行って、それぞれの対処法を検討します。

特定の物質の吸入によるアレルギー反応が原因だとわかった場合は、その物質を避けることが最優先の治療になりますが、それ以外の場合は根本的な治療が難しくなります。ステロイドホルモンや免疫抑制剤などによる対症療法で炎症を抑える治療を続けますが、残念ながら根治は難しく、長期間の投与を余儀なくされることになります。

いずれも副作用の多い薬なので、効果と副作用の程度を見ながら治療することになり、塩梅《あんばい》が難しく、経験のある専門医のもとで治療することをおすすめします。

最近では、「抗線維化薬」という新しい薬も登場して光も見えてきましたが、治療薬とはいいながらも根治させるものではなく、悪化する速度をゆるやかにする程度です。健康な肺に戻すほどの威力はないので、薬の効果を実感してもらうのが難しいのが現状です。

最終的には在宅酸素療法（HOT）を導入することになるケースも多く、医療側にとっても実につらい病気です。また、インフルエンザなどに感染すると、急に症状が悪化する「急性増悪」を生じることもあるため、つねに注意が必要です。

ところが、間質性肺炎も初期のうちは自覚症状がないことも多いため、患者さんのほうは**「たいしたことがない病気だから」**と考えていることが多く、ふつうに生活しています。なにもなければよいのですが、体調が悪くなって一般のクリニックなどを受診した際に、間質性肺炎であることを伝えないと、「ふつうのかぜですね」ですまされてしまう場合もあり、とても危険な病気です。

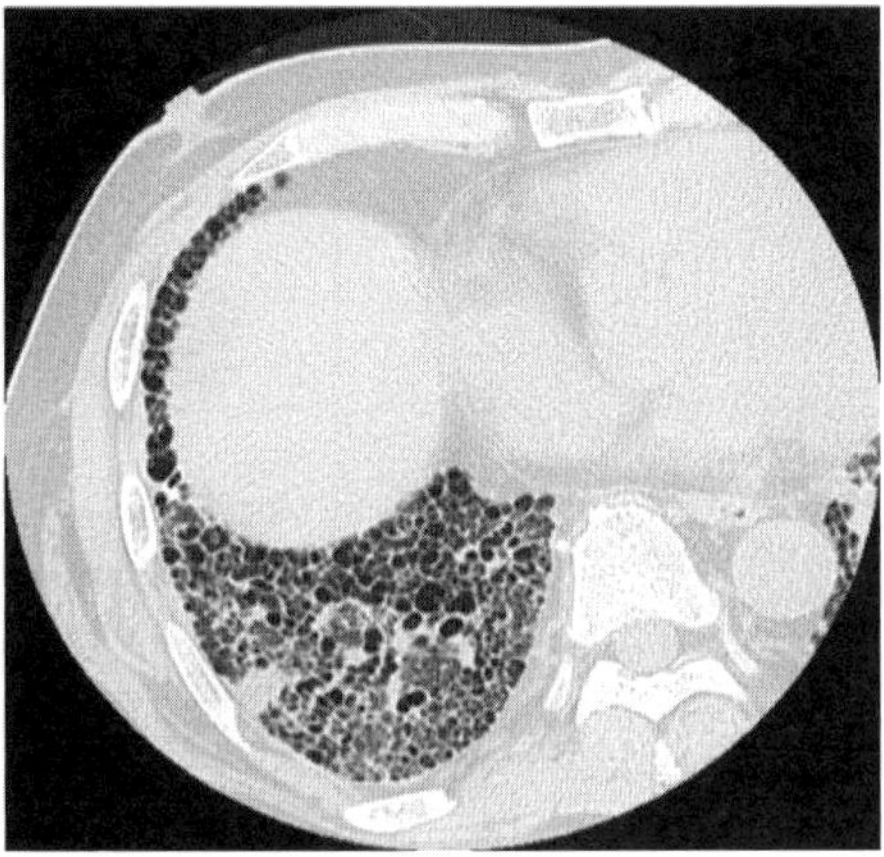

間質性肺炎のCT画像。
肺の組織が蜂の巣のようになっている。

24

エアコンの手入れは大切
過敏性肺炎

「**梅雨の時期になると、毎年夏かぜをひくんです。**いつも長引いて、9月くらいまでしつこい咳や微熱が続いてつらいのですが、いつの間にか治っているんです」

「今の家に引っ越してきてから、喘息みたいになっちゃって。**夜、咳が止まらなくて眠れない**ので本当に困っています」

　こんな症状、思い当たる人もいるのではないでしょうか？

　夏かぜにしては長引き過ぎるし、市販の咳止めや内科クリニックで処方されたかぜ薬を飲んでもちっともよくならない。いったい、なんなの？　と思っているうちに、秋になって気づいたら治っていた――このような症状は、**アレルギー性の肺炎である可能性があります。**

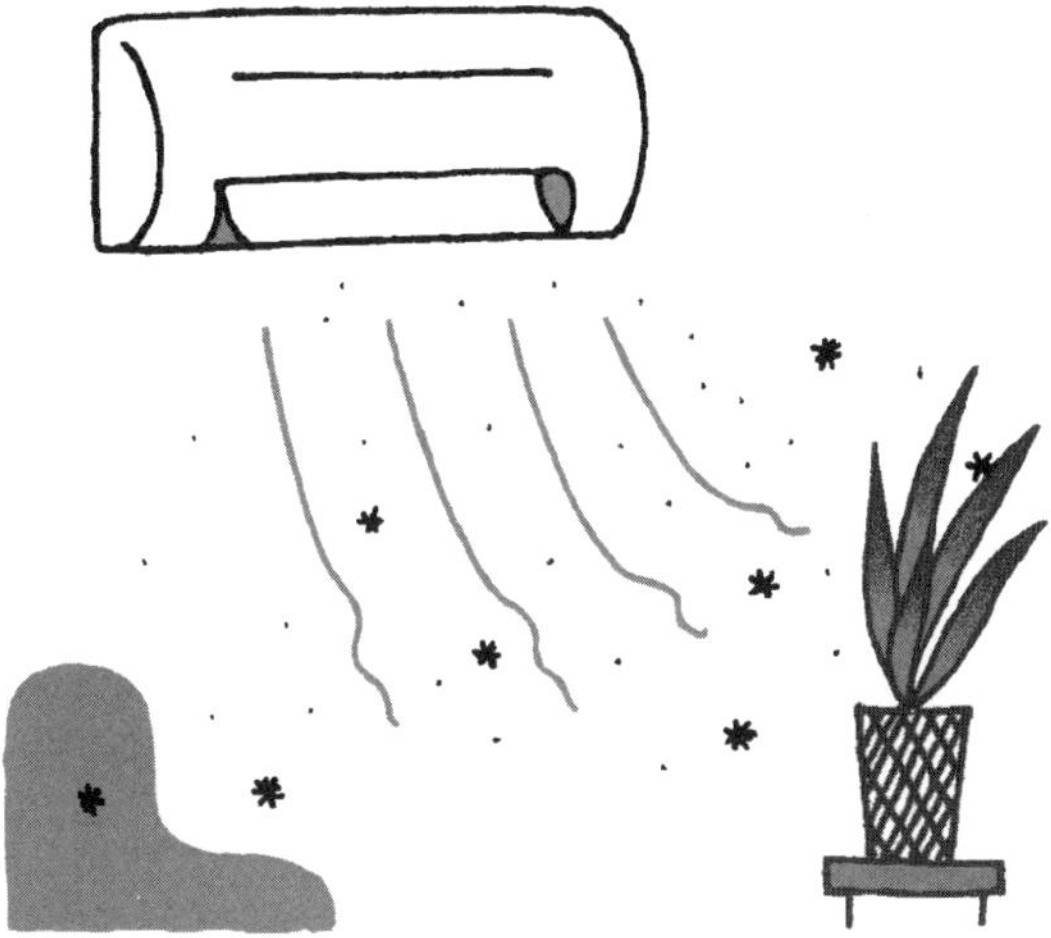

そして、その原因は、室内に発生したカビや羽毛のふとんなど、ごくごく身近にあるものだったという例も少なくないのです。

第1章で述べたように、食べ物や異物が気管に入ってしまったことによる誤嚥性肺炎やマイコプラズマ肺炎などは、肺に入り込んだ細菌やウイルスに感染することによって起きる感染症なのですが、羽毛やエアコンのカビなどによる肺炎は、アレルギー性の肺炎であり、同じ肺炎でも**「過敏性肺炎」**に分類されます。

肺や気管支などの呼吸器は、口や鼻とつながっていて外気にさらされているため、空気中に漂っているさまざまなものが入りこんできます。入り込んできた異物の量は少量でも、体がアレルギー反応を起こすと肺に炎症が生じ、呼吸困難の原因になることがあります。

代表的なものは、**「夏型過敏性肺炎」**です。

これは、主に高温多湿の環境にある日本家屋や、日当たりのよくない部屋の畳やカーペットの裏に生息するトリコスポロンと呼ばれるカビによって起こり、梅雨から初秋にかけて増える、アレルギー性の肺炎です。

雨の日が続いてカビが増える頃に発症し、夏のあいだはしつこい咳や微熱、息苦しさを訴えますが、秋口になり、空気が乾燥してカビが減ると、自然に症状が治まってしまうこともあります。

住居環境の変化とともに、エアコンや加湿器の中に生じたいくつかの種類のカビでも同様のことが起こるとわかってきて、「換気装置関連過敏性肺炎（空調病、加湿機肺）」と称されています。

毎年同じ季節に同じ症状が出ているにもかかわらず、自分で気づいていない人も少なくありません。というのも、誰にでもこのような症状が出るわけではなく、その物質に対してアレルギーを持っている人が、**日常的にそれを吸い込んでいる場合にだけ**起きるため、診断が確定するまでに時間がかかるケースが多いのです。なかには、「旅行先でピタッと症状が出なくなった」「入院と同時に改善したが、退院して自宅に戻ったらまた悪化した」「引っ越しをしたら治った」ということがきっかけで、原因がわかるというケースもあります。

やっかいなのは、高熱などの重篤な症状ではなくても、前述のような症状が３か月以上続く**「慢性過敏性肺炎」**です。吸入する抗原の量が多くて反応が強い場合は原因のある環境が特定しやすいのですが、少しずつゆっくりと進行する場合は、症状も軽いため進行に気づきにくくなります。

夏かぜだと思い込んで「そのうち治るだろう」と市販のかぜ薬程度で済ませていると、炎症が長引いて肺胞の組織に致命的なダメージが及びます。前述した「線維化」であり、硬くなってしまった肺胞は、呼吸のガス交換ができなくなり、次第に肺の機能が低下していきます。

症状が長引く場合は、呼吸器内科の専門医に相談することをおすすめします。

予防策としては、エアコンのフィルターや加湿器の探触子部分（蒸気や霧を発生させる部分）の掃除はこまめに行うこと。素人では手の届かない部分の清掃などは、機種によってやり方や推奨頻度が異なるので、取扱説明書をよく確認します。

また、押し入れの奥や畳の裏、浴室や洗面所など、カビが発生しやすい場所の掃除や十分な換気、排水溝の清掃などもサボらず、定期的に行いましょう。

慢性過敏性肺炎で肺の炎症が長くくすぶっていると、肺胞の線維化が起こりやすく、かぜをひいたなどの感染がきっかけで急に亡くなってしまうケースもあるほどです。さらに、線維化を起こしていると肺がんを発症しやすくなることもわかっているため、軽視することはできないのです。

現代の医学では、**いったん線維化してしまった肺胞をもとの状態に回復させることはできません。**肺や気管支に炎症が起こらないように、身のまわりの環境には絶えず注意を払うことが大切です。

25 加湿器はチョイスと掃除が大事

アレルギー性の肺炎の中で、室内のカビによるもので夏に多いため、「夏型」の名がついたのが「夏型過敏性肺炎」ですが、実は冬にも同様に、カビが原因となるものがあります。**加湿器による過敏性肺炎です。**

寒くなると空気が乾燥し、かぜやインフルエンザが流行し始めます。

ウイルスは湿度が低いほど活発に活動しますし、かぜ予防の観点からは鼻腔やのどの乾燥もよくないため、私たちは一生懸命に加湿器を置いてはスイッチを入れ、毎日せっせと水を入れます。

ところが、**この加湿器がもとで、過敏性肺炎の原因になるケースがある！**　ということも、知っておかなければいけません。

ここでも、肺炎の原因は「カビ」です。

加湿器の内部に発生したカビがタンクの水とともに霧状になって室内にばらまかれ、これを長期間吸い込むことによって肺が炎症を起こし、発熱やしつこい咳、息苦しさなど、かぜのような症状を引き起こします。

ちなみに、家庭で使われている一般的な加湿器は、次のように**4つのタイプ**に分類されます。

○加熱式（スチーム式）

タンクの水を加熱して沸かし、温かい蒸気を発生させるタイプ。加熱するので、カビや細菌などが繁殖しにくい。販売価格は比較的手頃だが、電気代がかかる。

○気化式

不織布やスポンジに水を含ませ、空気を送って蒸散させることで加湿する。電気代は安いが、パワーは強くない。掃除が行き届かないとカビの温床になりやすい。

○超音波式

超音波によって水の粒子を小さくして噴出させるタイプ。水を加熱しないので、タンクの内部に雑菌が繁殖すると、そのまま空気中に放出されてしまうのが欠点。

○ハイブリッド式

スチーム式と気化式を合体させたようなシステム。水に温風を送ることによって加湿するため、雑菌を放出しにくい。加湿速度が速く、消費電力も比較的少ない。価格はやや高め。

加湿器の選び方は重要ですが、誰もが気化式や超音波式の加湿器で過敏性肺炎を起こすわけではありません。**蒸気とともに吸いこんだカビにアレルギー反応を起こした人だけ**に、症状が出るのです。

同じ加湿器を使っている家族でも、症状が出る人と出ない人がいるため、長引く空咳や微熱の原因になかなか思い当たりません。たまたま旅行や出張に行ったら症状が軽快した、加湿器が古くなったので買い換えたら咳が止まった、ということに気づくと、「ひょっとしたら、加湿器？」と疑うことができます。

しかし、肺の炎症が長くくすぶって慢性化し、すでに肺の組織の線維化が進んでしまうと、環境を変えても症状が治まらないこともあります。

呼吸器が敏感な人、アレルギー体質で心配な人は、できれば**加熱式かハイブリッド式の加湿器を選んだほうがいい**でしょう。

そして、どのタイプの加湿器でも、取扱説明書に従って定期的に内部の清掃を行います。吹き出し口やフィルターの掃除もお忘れなく。タンクの水も、残ったら継ぎ足すのではなく、いったん捨てて新しい水を入れましょう。

このとき、気をつけたいのは、**浄水器の水でなく水道水を使うことです。**水道水に含まれる消毒のための残留塩素が、細菌の繁殖を抑えるのに有効だからです。

浄水器は残留塩素を除去してしまうので、その場での飲用や調理には適していますが、加湿器には使わないようにしましょう。

26 ダウンジャケットや羽毛ふとんで肺炎に!?

もうひとつ、アレルギー性の肺炎の原因として気をつけたいのが「**鳥**」です。

鳥の糞に含まれるタンパク質に対するアレルギーによって肺に炎症が起こるもので、以前は「**鳥飼病**《とりかいびょう》」とも呼ばれていました。

炎症が長期に及ぶと、咳や呼吸困難などの症状が慢性化し、**肺の組織の線維化が進んでしまいます**。胸部X線検査を行うと、すりガラスのような薄い影のような像が認められます。急に症状が悪化した場合には、入院して酸素吸入が必要になるだけでなく、呼吸不全に陥り、命にかかわることさえあります。

以前に経験した症例では、肺の炎症が治まらず、自分の家では鳥を飼ったことがないのに、検査をすると鳥の糞に対するアレルギー反応が出ている患者さんがいました。なかなか理由がわからなかったのですが、広範囲の調査を行った結果、**ご近所で伝書鳩を数百羽も飼育している**ことがわかったのです。先方に「鳩を飼わないでください」と頼むわけにもいかないので、やむなく引っ越ししたところ、症状の改善が見られました。

驚くのは、このような鳥に対するアレルギー体質を持つ人が反応するのは、生きている鳥の羽や糞だけではないということです。羽毛ふとんやダウンジャケットなども原因になりうるため、原因にたどりつくまでに時間を要することも少なくありません。

羽毛に付着している「ブルーム」というタンパク質は、鳥の皮膚から剥がれ落ちたフケのようなものですが、5マイクロメートル（スギ花粉の約10分の1）と極小サイズなので、吸い込むと気管支や肺の奥まで入り込んでしまいます。

長期間わたってブルームを吸い込み続けると、抗体ができてしまい、肺に慢性的な炎症が起こり、肺胞にダメージが加わります。こうなると、「鳥飼病」という病名は誤解を招きやすいため、最近は**「鳥関連過敏性肺炎」**と呼ばれています。

ところが、アレルギー反応というものは、**いつから症状が始まるのか予測できないのがやっかいなところです。**長年使っていた羽毛ふとんやダウンジャケットで、突然に症状が出ることもあれば、ふとんを新しく買い直したとたんに咳が出始めることもあるのです。

疑わしい場合は、それらを使うのを中止して、体調の変化を注意深く観察します。呼吸器科を受診して、**アレルギーの抗体を調べる検査も受けておくといいでしょう**。

羽毛ふとんやダウンジャケットが症状の原因と考えられるなら、残念ながら使用を中止することをおすすめしますが、自分がダウンジャケットを着ていなくても、まわりの人が着ていれば、症状が起きることもあります。

特に、冬のラッシュ時の車内では、ダウンジャケットを着ている人が多いので要注意です。また、神社や大きな駅、ガード下なども鳥やその糞が多い場所なので、アレルギーがあることがわかっている人は、できるだけ近寄らないほうが安全です。

同じ過敏性肺炎でも前項でお話しした夏型や空調、加湿器などカビ（真菌）に対するアレルギーで生じるものに比べて、鳥関連過敏性肺炎は少量ずつ抗原を吸入するためか、急性の発熱などの症状が出ることが少ないので原因を特定できずにいることも多いと考えられます。

緩やかに慢性に進行する分、患者さん本人も症状にきづきにくく、診断がついた時点では抗原からの隔離に気をつけても、**健康な肺に戻れないところまで線維化が進んでしまっている**こともよくあります。

咳が何週間も続いたり、息切れが時間とともに進んでいくような場合には、慢性に進行する過敏性肺炎の可能性も疑って、呼吸器内科を受診してください。

このような環境が影響する病気は診断がつけば、その原因を避ければ自然に改善することもあるだけに、**早期の正確な診断が重要となります。**

27 使い方を間違えると怖い防水スプレー

傘やレインコート、靴などに吹きかけておくと、雨が降ってきても水をはじいてくれる防水スプレー。最近は革靴用の防水スプレーなども充実していて、新品のうちにたっぷりスプレーしておけば、防水効果だけでなく、汚れも付きにくいというメリットがあります。

ところが、この**防水スプレーの使い方を誤ると、肺にダメージを与えて肺炎になってしまう**ことがあります。

換気の悪い室内で防水スプレーを使用していた人が、気づかないうちにスプレーの霧を吸い込んでしまい、急に息苦しくなったので病院に駆け込み、レントゲンを撮ってみると肺が真っ白になっていた――などのケースです。スプレーの霧を数分

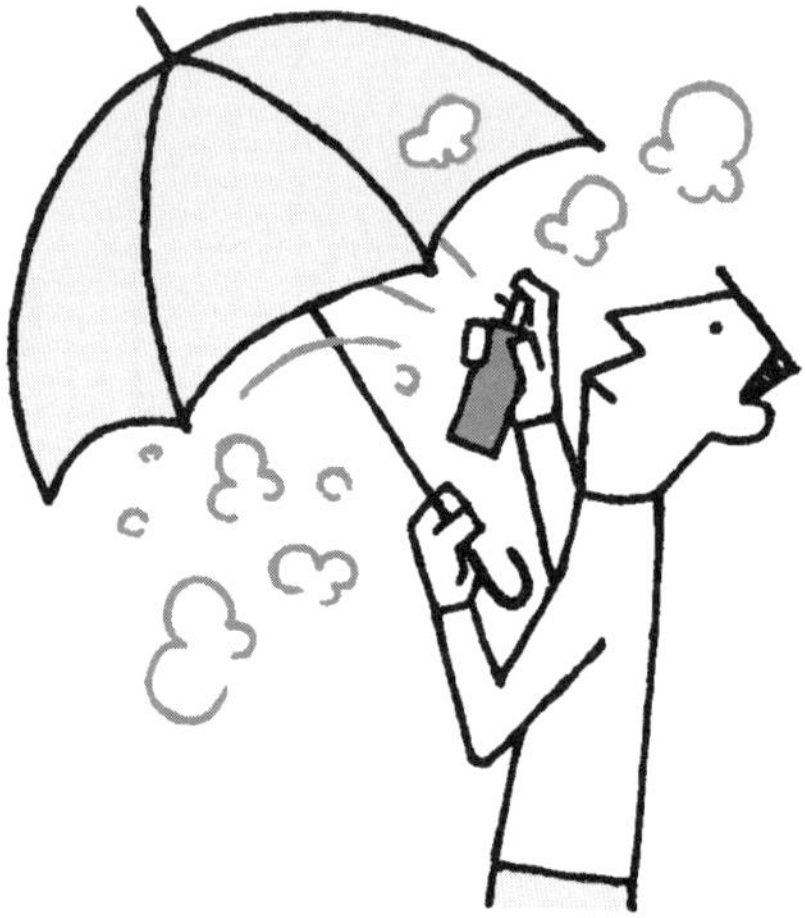

間、吸い込んだだけで、**フッ素樹脂など防水剤の成分が気管支から肺へと入り込んで、肺の組織に炎症が起きてしまった**のです。

かなり前のことではありますが、スキー場の宿泊施設の狭い乾燥室で、何人ものスキーヤーがウエアに防水スプレーを使っていたところ、数人が呼吸困難になって倒れ、救急車で病院に搬送されたという例もありました。

防水スプレーだけでなく、ヘアスプレーや芳香スプレーなどでも、同様のことが起きる可能性があります。

また、浴室やキッチンの掃除などに使

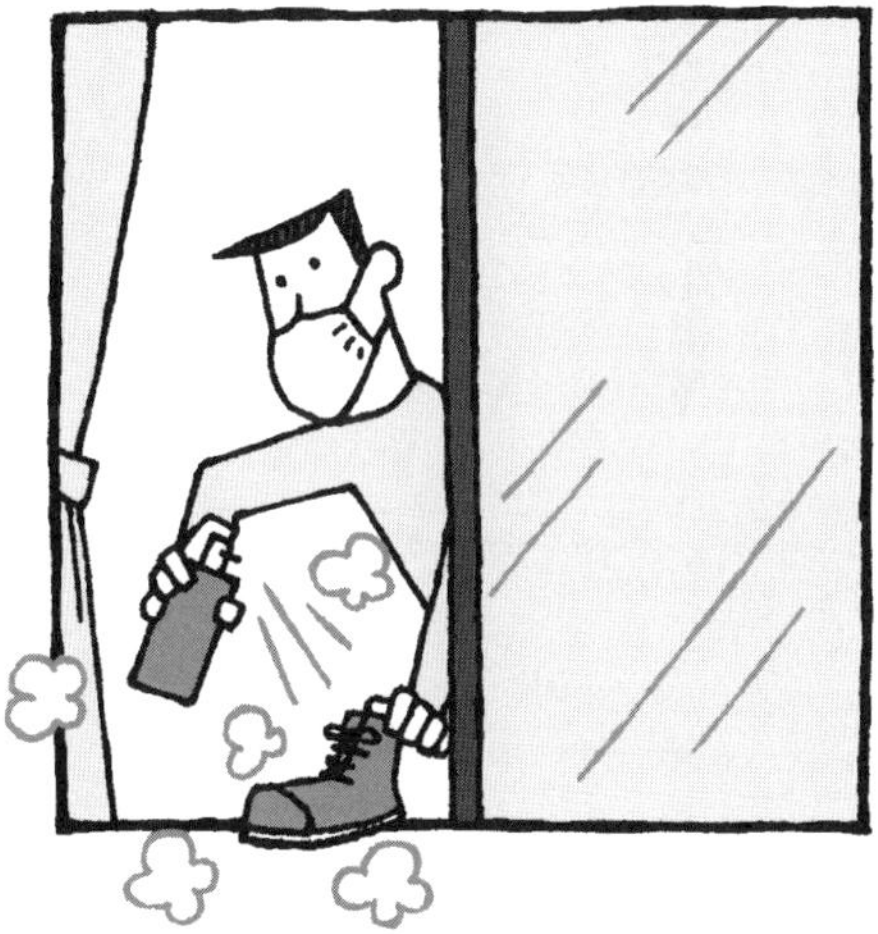

う泡状のカビ取りスプレーなども危険です。これらのスプレー剤の容器には、**「必ず換気をしながら使うこと」「入浴中に使用しないこと」**といった注意書きがあるはずです。

これは、単に「臭いから」という意味ではなく、呼吸器への健康被害を予防するための注意書きです。臭いがないから問題ないと考えるのはたいへん危険です。目に見えず無臭でも、肺や気管支を傷つけるものはあることを肝に銘じておきましょう。

スプレー類を使うときは、窓やドアを開けて十分に換気をして、長時間使い続けないこと、マスクを着用して行うことなどの配慮が必要でしょう。

また、フッ素樹脂加工のフライパンを空焚《からだ》きして肺に炎症が起きた、という症例報告を聞いたこともあります。

調理中に、フッ素樹脂加工のフライパンを加熱していたことを忘れて目を離しているうちに、空焚きされたフライパンが高温になりすぎて、表面のフッ素樹脂が剥がれて蒸散したと思われます。そして、煙探知機が鳴ったために、慌てて始末をしているうちに、霧状になってキッチンに充満したフッ素樹脂成分を吸いこんでしまい、息苦しさで病院に行ったというケースでした。

肺は非常にデリケートな臓器で、**わずかな刺激が加わっただけでもすぐに反応し、炎症を起こします**。それにもかかわらず、空気と一緒に鼻や口から吸いこんだ小さな分子は、そのまま気管支を経て肺まで入り込んでしまうのです。

便利なものも、気をつけて使わないと思わぬ健康被害につながる危険性があることを覚えておいてください。

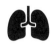

28　温泉や24時間風呂でも肺炎に？

　１４５ページで、加湿器の使用が原因で起きるアレルギー型の過敏性肺炎を紹介しましたが、「レジオネラ」という**細菌による感染性の肺炎にかかることもあります。**レジオネラは、土の中や河川の水、湖水などに生息する細菌で、50種類以上もの菌種があります。自然環境においては、病気を発生させるような量のレジオネラ菌が発生することはありませんが、大量に増殖して私たちの体に入り込むと、肺の炎症を引き起こします。人間から人間に直接感染することはありませんが、季節に関係なく発生します。

　レジオネラ菌の大量増殖が問題となるのは、温泉などの公衆入浴施設や人工の噴水や滝、24時間風呂、超音波式の加湿器など、**人の手によってつくり出された環境**

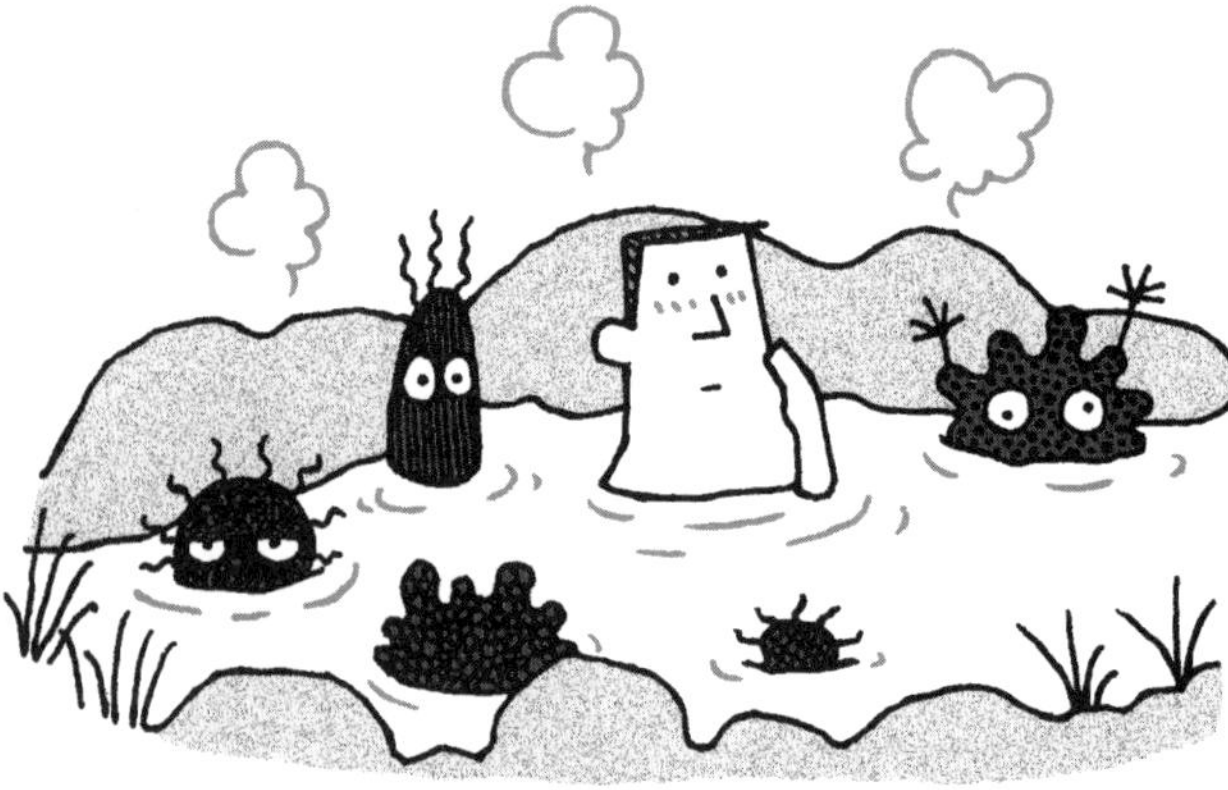

下での事例です。

それらのシステムが悪いというわけではなく、メンテナンス不足が加わると、ときとしてレジオネラなどの細菌の温床になりうるということです。

実際に、温泉施設や福祉施設の浴場でレジオネラの集団感染が発生し、死者が出るという信じがたいケースがありました。

なぜ、死者が出るまで気づかなかったのかと思われるかもしれませんが、肺炎の原因になった微生物を突き止めるのは、それほど容易ではありません。

レジオネラに感染してから症状が出る

までの潜伏期間は1日〜10日であり、多くは38℃以上の高熱が出て、咳や胸痛、息苦しさを訴えます。咳とともに、膿性の痰も出るようになります。

症状を訴えて受診する患者さんたちは、聴診やレントゲン検査、血液検査を行えば、肺炎であることはすぐに診断できますが、その原因を特定するためには血液と尿・痰などの検査のほか、ていねいな問診や聞き取りによる環境調査が重要です。

レジオネラ感染を疑うことができれば、より詳しい血液検査や尿、喀痰による検査を実施して、診断を確定することが可能です。ただし、レジオネラ肺炎は重症化しやすいため、疑った時点で効果が高い抗生剤を選択します。

家庭のお風呂の「追い炊き」機能も、使い方を誤ると24時間風呂と同じ理由で危険といえるでしょう。お風呂の水を節約するために、延々とバスタブの水を替えず、**くり返し追い炊きして細菌を繁殖させてしまうのでは、本末転倒です。**

29 ペットとのスキンシップはほどほどに

「ずっと咳が続いていて、呼吸が苦しい」と訴えて呼吸器科を受診し、肺のレントゲン検査で肺炎が起きているとわかった患者さんについて、その原因を探っていったところ、**飼っているイヌやネコが原因で「パスツレラ菌」に感染していると判明する**ケースがあります。

パスツレラ菌とは、人間以外の動物の上気道や口腔内にいる常在菌です。

ネコの口の中にはほぼ１００％、爪には70％、イヌの口の中には約75％と、非常に高い確率で常在する菌なのですが、人間がこの菌に感染すると「パスツレラ症」といって、肺炎や肺膿瘍《はいのうしょう》、気管支炎などを発病することがあるのです。

肺膿瘍とは、肺が炎症を起こして組織に空洞ができて膿が溜まる病気です。

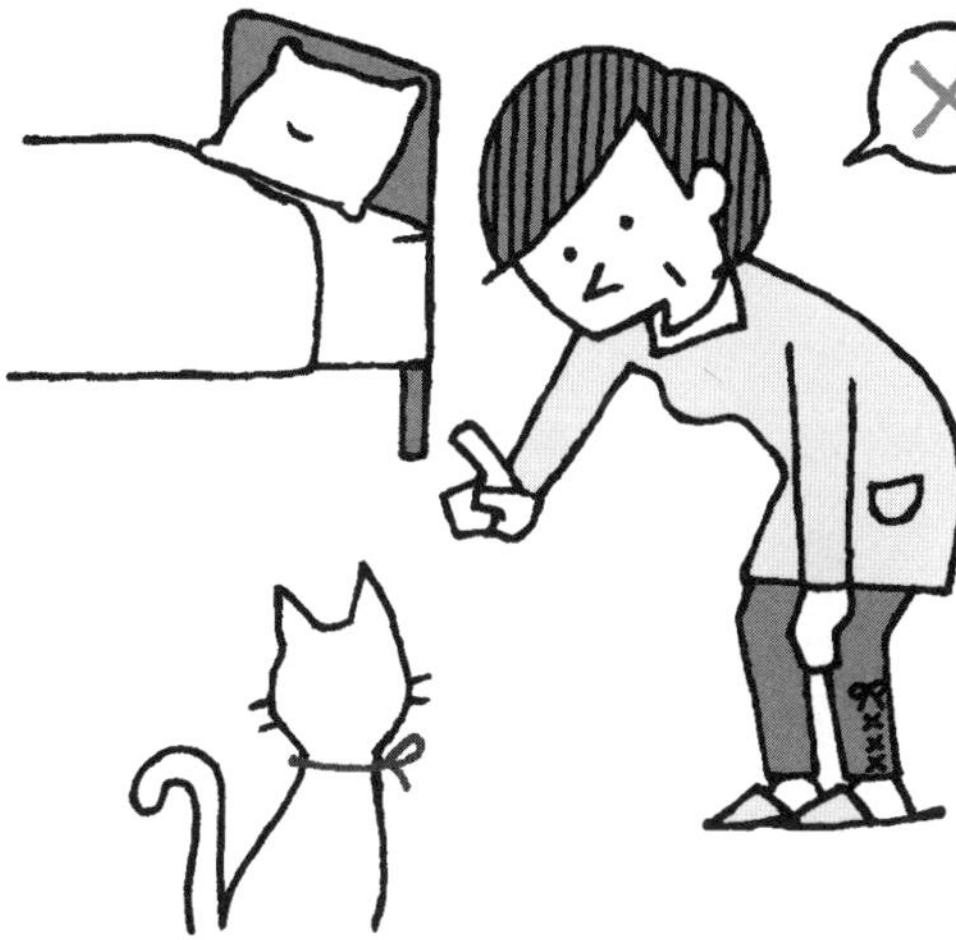

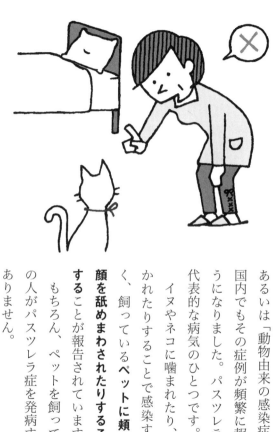

このような、動物から人間に感染することのある感染症は**「人畜共通感染症」**あるいは「動物由来の感染症」と呼ばれ、国内でもその症例が頻繁に報告されるようになりました。パスツレラ症は、その代表的な病気のひとつです。

イヌやネコに噛まれたり、爪でひっかかれたりすることで感染するだけでなく、飼っている**ペットに頬ずりしたり、顔を舐めまわされたりすることでも感染する**ことが報告されています。

もちろん、ペットを飼っているすべての人がパスツレラ症を発病するわけではありません。

最近になって、過去に肺炎や結核をわずらった人や、気管支拡張症、ＣＯＰＤなどにかかっている人の場合、特にこのパスツレラ菌によって肺炎を起こす例が多いことがわかってきました。

さらに、高齢者や糖尿病がある人など、免疫が低下している人が発病した場合には、菌が全身にまわってしまい、命が危ない状況になるようなことさえあるのです。

筆者が過去に経験した症例も、治まらない咳と痰で来院した女性の患者さんがパスツレラ菌による感染症であるとわかり、問診をしたところ、10年近く室内で小型犬を飼っているという話を聞くことができました。しかも、朝はいつも一緒に寝ているこのワンちゃんの**濃厚なキス（顔中を舐めまわす）によって目覚める**というのです。

この患者さんは、若い頃にかかった肺炎から気管支拡張症になっていて、パスツレラ症になるリスクが高いこともわかりました。幸いなことに、パスツレラ菌はペニシリンなどの一般的な抗生剤が有効なので、この患者さんもすぐに回復しましたが、今後はワンちゃんとの濃厚接触を避けるようにお話ししました。

日本でも、ペットブームはますます盛んになり、室内でペットを飼育し、家族同様に大切にしている家庭もたくさんあります。ペットから与えられる心の安らぎや喜びは、ストレスの多い現代人にとって、このうえないものでしょう。

ひとり暮らしのシニア層の人が、イヌやネコを飼うことによって元気に老後を過ごせるなら、とても素晴らしいことですが、**呼吸器に古傷や持病があるために肺炎を起こし、かけがえのないペットを手放すことになる**のは悲しいことです。

ＷＨＯ（世界保健機構）でも、パスツレラ菌による呼吸器感染症が、重要な人畜共通感染症であるとして警告を呼びかけています。日本でも、厚生労働省と環境省がガイドラインを作成し、パスツレラ菌をはじめとする伴侶動物由来感染症に関する知識の普及と対策を呼びかけています。

大切なことは、ペットとして飼う動物はもともと病原体を保有していることを理解したうえで飼い始めることです。そして、咬《か》み傷やひっかき傷を受けないように扱うこと、口のまわりを舐めさせたりしないこと、寝床には入れないことなどを守ってほしいと思います。

また、肺炎の原因として有名なものとしては、「オウム病」と呼ばれるものがあります。鳥から「クラミジア」という菌が感染することによって起こりますが、インコなどオウム以外の鳥からの感染もありえます。

呼吸器内科医のあいだでは周知の病気ですが、一般的にはあまり知られていないため、診断が遅れて効果のない抗生剤が選択されていると重症化します。ときには、鳥からの集団感染の報告もあります。

イヌやネコを飼い始めるときには、咬んだりひっかいたりしないよう、**小さいうちから訓練やしつけをする**ことが大切です。ペットたちの立場で考えたら、成長してから急にルールが変わるのでは混乱するでしょうし、飼い主さんが肺炎になったために里子に出されてしまうのではかわいそうです。

30 治療薬のせいで肺炎に⁉

私たちは、体の具合が悪くなったときに、鎮痛薬や解熱剤、抗生剤などの薬を服用します。病院やクリニックで処方される場合もあるし、ドラッグストアで購入する場合もあるでしょう。一部の薬は、通信販売で購入することも可能です。

また、さまざまなサプリメントも市販されており、健康維持やアンチエイジングのために複数のサプリメントを常用している人もいるでしょう。

薬もサプリメントも、それぞれの薬効（効き目）があると同時に、副作用が現れることがあります。肝臓や腎臓に、薬の副作用が起きるケースがあることは、一般の人たちにもある程度知られていますが、実は、**肺にもダメージが及ぶ場合があります。**薬によって起きた肺炎を**「薬剤性肺炎（肺障害）」**といい、内服薬（飲み薬）

だけでなく、点滴薬などでも起こります。

薬剤性肺炎の症状は、空咳（痰を伴わない乾いた咳）、だるさ、発熱、呼吸困難などで、ふつうの肺炎と同じです。原因となる薬剤についての報告は、現在までに数百例にのぼり、ごく一般的な肺炎の治療として処方された抗生剤によって生じることもあります。その薬が持っている潜在的な毒性によって起きる場合と、薬に対する過敏性（アレルギー反応）によって起きる場合とがあると考えられています。

前者は、使用する薬の総使用量が一定の基準を超えた場合に発症しやすくなりますが、アレルギー反応が関与する場合はごく少量しか薬を使用していなくても発症することがあります。いずれも個人差があり、一様にはいえません。

専門医でも薬剤性肺炎と、一般の肺炎との鑑別診断が難しいケースもあります。血液検査で「好酸球《こうさんきゅう》」とよばれる白血球が増加している場合は、薬剤アレルギーによる薬剤性肺炎を疑う手がかりになりますが、全例で見られる反応ではありません。

診断を確定するために重要なのは、「薬を使用している」ことです。医療機関を受診する場合は、今現在**「どのような薬を」「いつから」「どのように」**服用しているかを必ず伝えるようにしてください。**お薬手帳を持参する**ことをおすすめします。

薬剤性肺炎が大きな社会問題として取り上げられたのは、肺がんの分子標的薬である「イレッサ（一般名・ゲフィチニブ）」という薬剤の副作用で肺障害が続発し、８００人を超える患者さんが亡くなったときです。しかし、一方的に薬が悪いわけではないのです。新しい薬には期待も大きいですが、医学も副作用の状況をすべて把握できていないというリスクもあるのです。

また、漢方薬によって重篤な肺の副作用が起きるケースもあります。広く知られているのは、Ｃ型慢性肝炎の治療のために、インターフェロン製剤と併用されることのある漢方薬「小柴胡湯《しょうさいことう》」による薬剤性肺炎でしょう。

近年は、副反応の強いインターフェロン治療をしなくても、Ｃ型肝炎の新しい治療薬がいくつも登場して、飲み薬だけで楽に治癒するようになりました。しかし、数年前まではインターフェロン製剤による治療がメインだったために、小柴胡湯との併用療法によって重篤な薬剤性肺炎を起こすケースがあり、問題となりました、

小柴胡湯は、かぜや気管支炎、肺炎、胸膜炎、肺結核などの治療の補助薬として

広く用いられている漢方薬ですが、慢性肝炎や肝硬変、肝臓がんの患者さんが服用すると、間質性肺炎を起こすことがあるのです。

C型肝炎は日本人に多く、特に、使い捨ての注射針が普及する以前に予防接種などを受けているシニア層では、**自分がC型肝炎ウイルスに感染していることに気づいていない人が約120万人もいる**と推定されています。こうした人たちが、咳などの呼吸器症状で医療機関を受診したり、ドラッグストアで購入したりして小柴胡湯を服用した場合、薬剤性の肺障害を起こす可能性があるというわけです。

また、医学・薬学の進歩に伴い、免疫を操作するような、いわゆる「生物学的製剤」がいろいろ開発されています。これらが臨床の現場でも使われるようになったために、特殊な肺炎になる例も報告されるようになりました。

調査の結果、日本人は薬によって肺にダメージを受けやすく、薬剤性肺障害が起こりやすいことがわかってきています。投与中だけでなく、薬の投与が終わってから肺炎の症状が出ることもあるため、**薬の服用状況をお薬手帳などでしっかり把握しておく**ことは、とても大切なのです。

第6章

誰でもできる呼吸筋トレーニング

肺炎を予防するためには、力強く息を吐き出す力と、肺を動かす筋肉の柔軟性と強度を上げることが大切です。この章では、おすすめのエクササイズや機器を紹介します。

31

メタボ腹が腹式呼吸の妨げに

２００８年４月から始まった、特定健診・特定健診制度の診断のキモとなった**「メタボリック症候群（メタボリック・シンドローム）」**は、まず内臓肥満の程度を調べるために、メジャーでお腹まわりのサイズを測定します。

男性で85センチ、女性で90センチ以上という診断基準が適切かどうかは、その後も物議をかもしましたが、お腹についた内臓脂肪がさまざまな悪さをして生活習慣病を悪化させるということがわかってきています。

このお腹まわりの内臓脂肪、実は**健全な呼吸の妨げにもなっているのです。**

内臓脂肪は、主に「腸間膜《ちょうかんまく》」という、腸が下がらないように固定している膜に付着しています。この内臓脂肪が過剰に溜まると、横隔膜がつねに下から押し上げられた状態になっているために、息を吸おうと思っても、横隔膜が下がらずに肺が十分に膨らむことができません。

第1章でお話しした呼吸のメカニズムを思い出してください。肺は自力で膨らむことができないため、横隔膜をはじめとしたまわりの筋肉が胸腔を広げることによって膨らみます。脂肪に邪魔されてせり上がった横隔膜は、息を吸うときに十分に役割を果たせません。

太っている人が「ハアハア」と呼吸をしているのは、**お腹にたっぷりついた脂肪に邪魔をされて浅い呼吸になり、回数で稼いでいるからです。**肥満がさらに高度になると、内臓脂肪が横隔膜を押し上げて、つねに肺や気管支を圧迫するようになり、空気の通り道である気管支をつぶしてしまうこともあります。

そうなると「無気肺」といって肺が完全に虚脱した状態になったり、いざという時に働いてくれる肺の予備力がいちじるしく低下したりするのです。

肥満で脂肪がつくのは、お腹だけではありません。喉のまわりにも脂肪がつくので、空気の通り道が狭くなります。眠り込むと、舌の緊張がとれて喉に落ち込みますが、その状態で息を吸おうとして呼吸筋が胸腔をひろげて胸腔内が陰圧（内部の圧力が外部より低い状態）になると、喉に舌がひきこまれ、ひどい時には閉塞してしまいます。これが眠った時に呼吸が停止する**「睡眠時無呼吸症候群」**の状態です。

重症のケースでは、2分間以上も呼吸が止まってしまう人もいます。

そうなると眠りも浅く、夜間に脳を休ませることができないため、日中に病的な眠気に襲われることになります。自動車や電車の運転中の事故が、この睡眠時無呼吸症候群の影響だとされた事例を、報道でも聞いたことがあると思います。無呼吸症候群は、脳卒中や心臓病のリスクにもなります。

近年、**睡眠時無呼吸は肺炎の合併が多い**ことも報告されています。

もともと、息を吸うときには胸腔の陰圧によって、鼻から肺へ空気がとりこまれます。しかし、無呼吸があると喉が閉塞しているため、陰圧が胃の内容物を胸へと引き上げて「胃食道逆流」を起こすのです。

そして、さらに胸腔陰圧が強まった場合には、喉の周囲の唾液や貯留物を、気管支や肺に吸引しやすくなると考えられています。

内臓脂肪が溜まっている人の場合

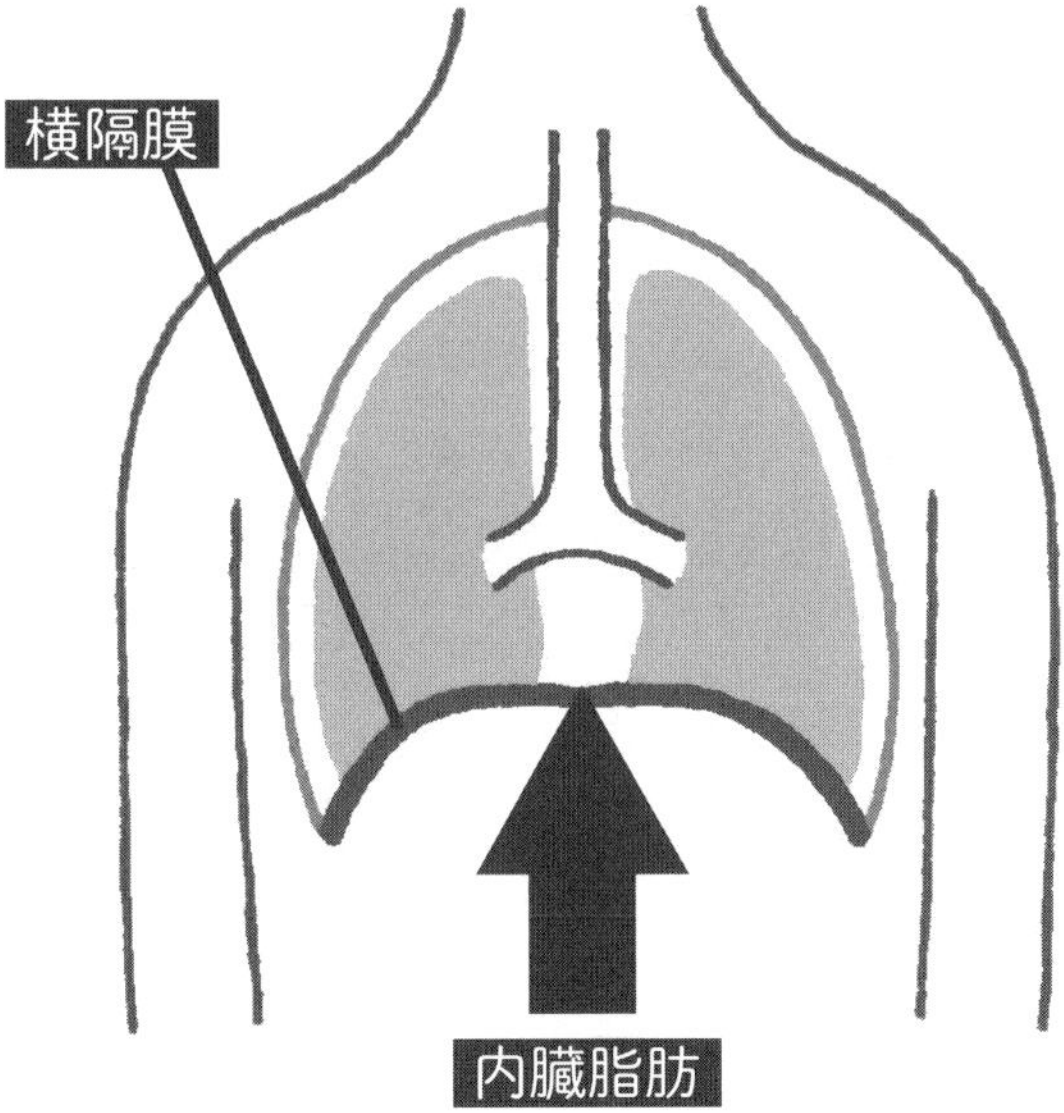

腹部（主に腸隔膜）に内臓脂肪が溜まっていると、横隔膜がつねに下から押し上げられている状態になっており、息を吸おうとしても横隔膜が下がらず、肺が膨らむことができない。

現在では、睡眠時無呼吸の検査も、検査機器を郵送で受け取って自宅で行う簡易型の検査も登場しました。治療の中心は「ＣＰＡＰ（続陽圧呼吸療法）」が主体になりますが、この器械も発達し、自動で閉塞状況にあわせて圧力を調整できるようになっています。

一見、無関係に思える睡眠時無呼吸症候群と肺炎ですが、無呼吸を放置しておくと肺炎をくり返すことになりかねません。肺炎の予防のためにも、肥満で日中の眠気がある人や、家族から**「寝ているときに息が止まってる！」**と指摘を受けたことがある人はぜひ一度、検査してみることをおすすめします。

また、最近は高齢化が進むにつれて、肥満に筋力不足が加わった**「サルコペニア肥満」**が問題になっています。「サルコペニア」とは、筋肉が減少するという意味であり、筋力不足の高齢者は肺炎を起こしやすいことがわかっています。

さらに、肥満を伴うサルコペニアの人は、肥満だけの人に比べて生活習慣病やバランス障害、歩行障害、転倒などの身体機能障害を起こしやすく、寝たきりになるリスクが高いのです。

サルコペニア肥満の定義は、「体脂肪率が32％以上で、1平方メートルあたりの骨格筋量指数が5・67キログラム以下」とされていますが、女性の場合は「体脂肪率が32％以上で、握力が18キログラム未満、または1秒あたりの歩行速度が1メートル未満」となっています。

サルコペニア肥満は高齢になるほど増加しますが、**女性の方が筋肉量が少なく、脂肪の割合が多いため、サルコペニア肥満の危険度が高い**とされています。

また、昔と体重や体型にあまり変化がないのに、実は脂肪がついて筋肉が減っているという、高齢者の「隠れサルコペニア肥満」も問題視されるようになりました。体重やＢＭＩ（肥満指数）が標準の範囲内でも、筋肉だった部分が脂肪に置き換わってしまったパターンです。外見上の変化が少なく、まわりも自分も気づかないことが多い隠れサルコペニア肥満は、知らないうちに糖尿病や脂質異常症、動脈硬化が進行してしまう、非常に危険な状態です。

このように、**いい呼吸のためにも肥満解消は必須なのです。**

32 呼吸筋を鍛える筋トレとストレッチ

深く、有効な呼吸をするためには、ダイエットをして腹部についた内臓脂肪を取り去ることも必要ですが、同時に横隔膜を鍛えるエクササイズを習慣づけることも重要です。

横隔膜も筋肉なので、トレーニングすれば強化することが可能なのです。

○横隔膜の筋力トレーニング

硬めのベッドや畳、ヨガマットなどの上に仰向けに寝て膝を立て、手を置いてゆっくり深く呼吸をします。

鼻から吸って口から吐きますが、息を吐くときにはお腹にのせた手でお腹を押して、吐ききることを意識します。余裕のある人は、息を吸うときに、お腹にのせた手で抵抗をかけたり、お腹の上に本などの重さのあるものを重りとしてのせ、負荷を上げたりしてもいいでしょう。

無理をせずに1日10回くらいから始めて、余裕があれば回数を増やしたり、負荷を上げていくといいでしょう。トレーニングは、なによりも毎日続けることが大切です。

◯口すぼめ呼吸

鼻から息を吸い、口笛を吹くように口をすぼめた形で息を吐き出す呼吸法です。口をすぼめて息を吐くと、気道にかかる圧力が高まるため、狭くなった気管支を広げることができるため、肺に溜まった空気が排出されやすくなります。

第2章で述べた、ＣＯＰＤ（慢性閉塞性肺疾患）で気管支がつぶれやすくなっている患者さんの呼吸リハビリテーションでも用いられている呼吸法です。

○呼吸筋のストレッチ

自分では伸び縮みできない肺の動きをよくするためには、まず**胸郭を広げるまわりの筋肉をよくほぐして、柔軟性を高める**ことがとても重要です。

現代人は、座りっぱなしの生活で運動不足なので、肩や背中、肋骨周辺の筋肉が固まって、血流も滞りがちです。

呼吸筋に有効なストレッチをまとめましたので、イラストを参考に、呼吸にかかわる筋肉をよく動かしておきましょう。

1. 肩をほぐす（3 セット程度）

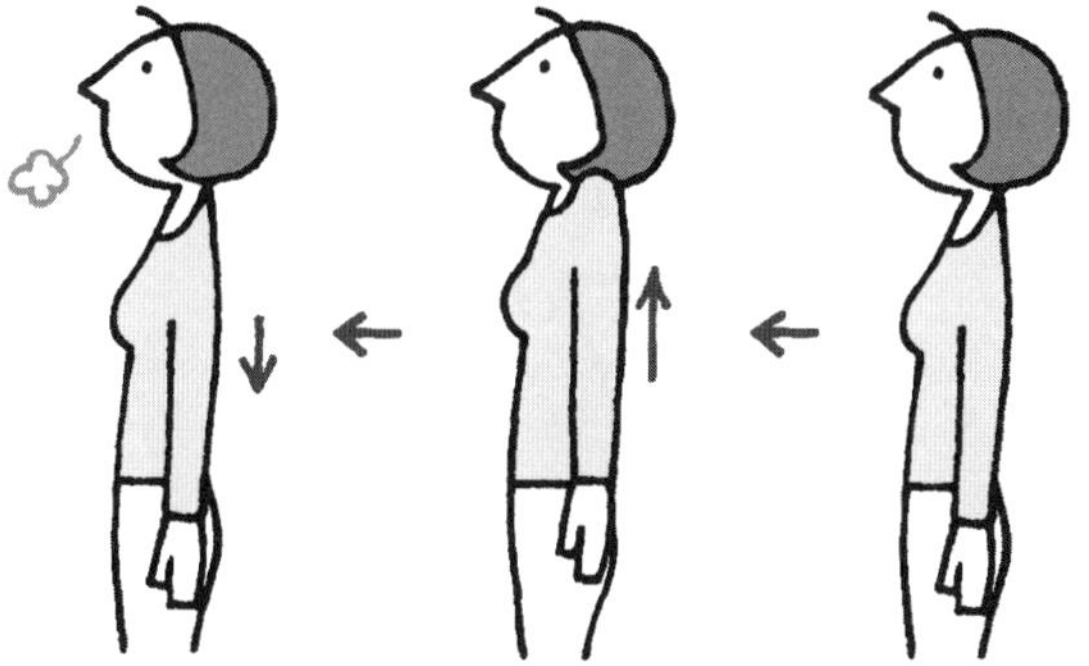

①まっすぐ立って、肩の力を抜く

②息を吸いながら、
首をすくめるように、肩を上げて…

③息を吐くと同時に、
ストンと力を抜いて肩を降ろす

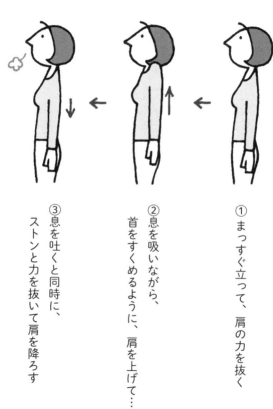

2. 首まわりをほぐす

（ゆっくりと深い呼吸をしながら）

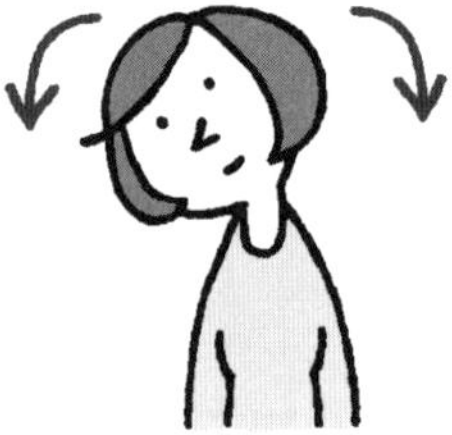

① 頭をゆっくりと左右に倒す。3往復する

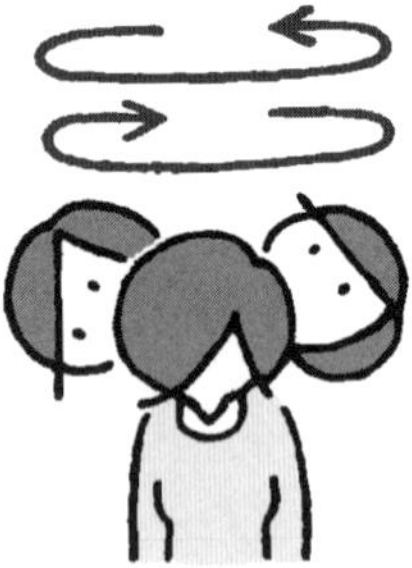

② 頭を大きく、ゆっくりとまわす。
3回まわしたら、反対まわりで

※首に痛みや持病がある場合は危険なので無理をしないようにしてください

3. 肩を大きく動かす

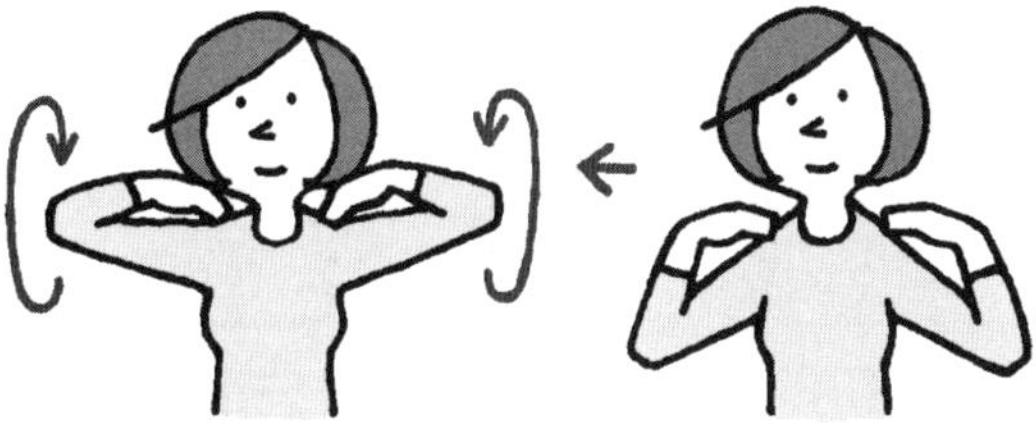

①両手の指先を肩につけて、
肘を外に開く

②下から肘を持ち上げるように、腕をゆっくり
３回まわす。肩から大きくまわすように

③胸が広がるのを自覚しながら、肘で円を
描くように大きくまわす

④反対まわりも３回行う。肘を上げるところで
息を吸い、下げるところで吐く

4. 胸郭を動きやすくする
（5セット程度）

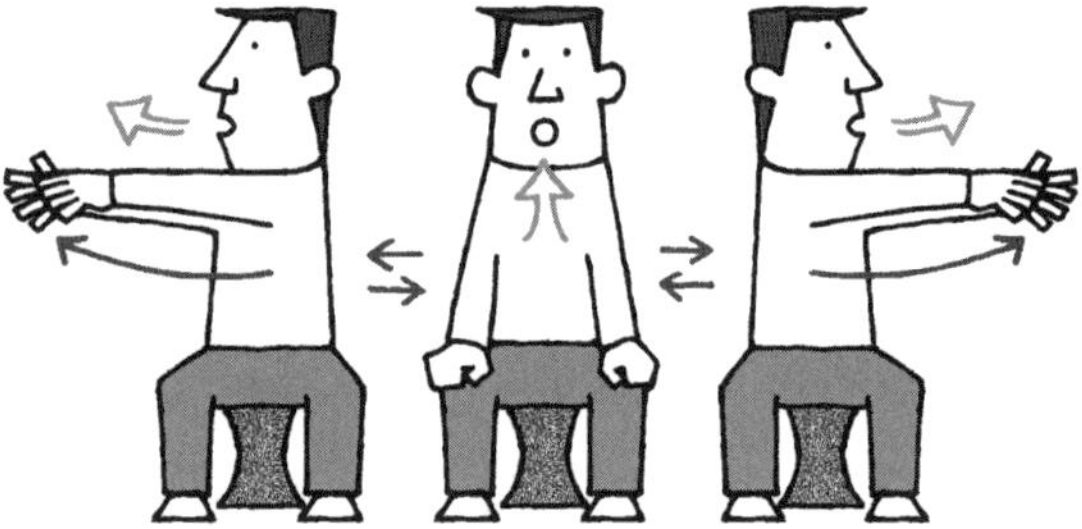

① 息を大きく吸って…

② 息を吐きながら両腕を挙げて大きく右にまわし、正面まで戻す

③ また息を吸って、吐きながら両腕を左にまわし、正面まで戻す

5. 助間筋（脇腹の腹筋）を伸ばす（５セット程度）

① 右の脇腹に両手を当て、大きく息を吸う

② ゆっくり息を吐きながら、上体を左に倒していき、まっすぐに戻す

③ 今度は左の脇腹に手を当て、息を吸う

④ ゆっくり息を吐きながら、今度は上体を右に倒していき、またまっすぐに戻す

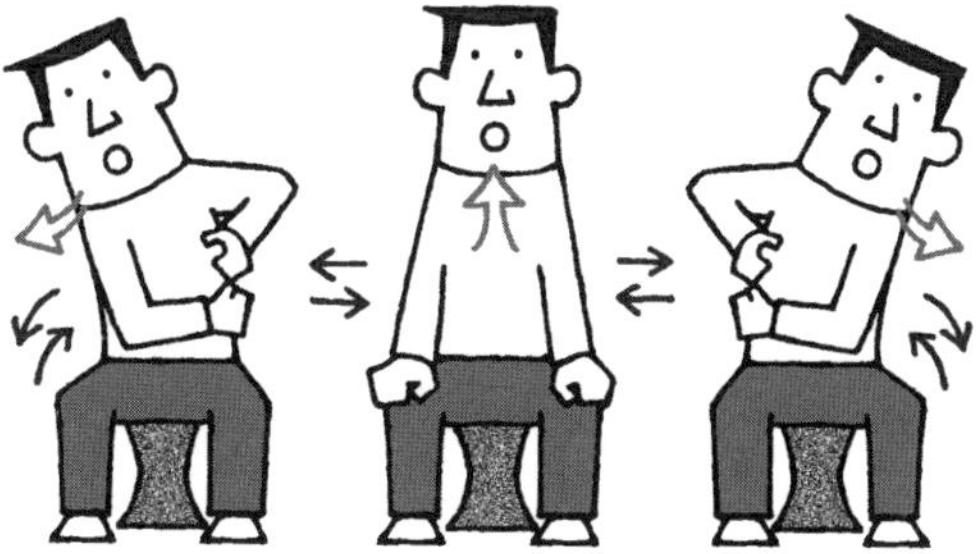

さらに、ここまでに紹介したストレッチや筋力トレーニングで呼吸力を鍛えるだけでなく、楽しみながら続けられるスポーツでそれができるなら理想的です。呼吸力アップを望むなら、全力疾走のような激しい運動、いわゆる「無酸素運動」ではなく、呼吸を重視する静かな運動、**「有酸素運動」が適しています。**呼吸筋を鍛えることは、誤嚥性肺炎の予防とともに、肺機能の老化を補う呼吸力の維持につながります。

呼吸力の増強効果が高い運動としては、「ヨガ」や「太極拳」「座禅」「ピラティス」など、呼吸を強く意識して練習するような運動が有効でしょう。いずれも正しい姿勢を保ち、横隔膜や肋間筋の動きを意識させるような動きや、腹式呼吸の練習になるため、**深くて質の高い呼吸法をマスターすることが期待できます。**

筆者の外来に通っている患者さんのなかには、「スポーツ吹き矢」という趣味を続けて、呼吸筋のトレーニングをしている人もいます。かなり高齢の患者さんですが、思い切り強く息を吐いて、矢を放つ訓練は、、誤嚥をしてしまいそうになったとき、咳をすることで外に押し出す筋力と反応力を強化する効果がありそうです。

３３　呼吸力アップのためのトレーニング機器

呼吸筋を鍛えるのに、全身のストレッチや筋トレを行うだけでなく、**横隔膜や肋間筋などの呼吸に使う筋力を強化する専用の機器を使う方法もあります。**

ここで紹介する呼吸筋のトレーニング機器は、現役のアスリートが競技パフォーマンスの質を向上させるために使用するタイプのものから、呼吸機能が低下した患者さんが呼吸リハビリテーションのために使用する医療用のものまで、多くの種類が市販されています。そして、実際に歌手や舞台俳優、管楽器の演奏者などに広く愛用されています。

医療現場でも、ＣＯＰＤで呼吸機能が低下してしまった患者さんなどには、呼吸筋のストレッチや口すぼめ呼吸の指導とともに、これらの機器を用いた**呼吸器のリ**

ハビリの指導を実施しており、効果を上げています。医療機関の売店や薬局、通信販売サイトなどで手軽に購入できるものもありますが、事前に主治医に確認したうえで、購入・使用することをおすすめします。

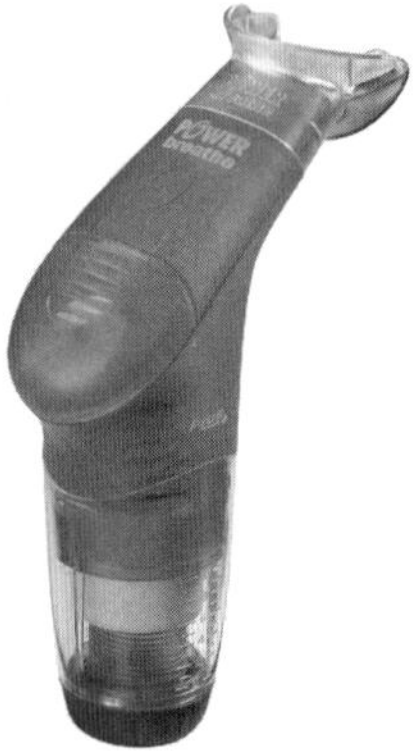

【アスリート〜健康な人、女性にも】
パワーブリーズ　プラス

一般向けモデル。強度によって３タイプあるので、体力と目的に合わせてチョイスする。ノーズクリップ、収納袋、洗浄用タブレット(４個)付き。
価格／9,000円（税別）
販売元／エントリージャパン

〈標準負荷〉初めて使う人、女性に。運動中の息切れを改善したい人向け
（カラー／グリーン）
〈重負荷〉日常的に運動している人や、パフォーマンス向上をめざす競技選手向け
（カラー／ブルー）
〈超重負荷〉重負荷モデルでは物足りない人向け。体重90kg以上の人に
(カラー／レッド)

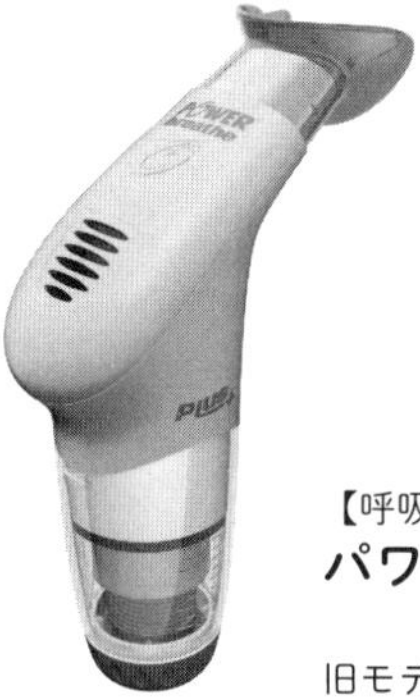

【呼吸筋のリハビリ訓練をしたい人に】

パワーブリーズ　メディクプラス

旧モデル「パワーブリーズ メディク」の改良型。実際に医療現場で使用されている医療機器モデル。薬剤を使用しないため副作用などの心配もなく、呼吸困難の改善が期待できる。

価格／9,000円（税別） 販売元／エントリージャパン

〈パワーブリーズの使い方〉

①ノーズクリップで鼻をはさむ
②パワーブリーズを手に持ってマウスピースを口にくわえる
③できるだけ長く息を吐ききり、次にすばやく、思い切り息を吸い込む

③を30回くり返して１セット。１日２セットを目安に。負荷調節バネで、自分に合う無理のない強度に調節する

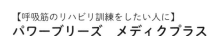

【効果的な気道クリアランスをサポート】
スレショルドPEP

抵抗弁が呼気時の気道に陽圧を与えることによって、効果的な排痰作用をうながし、呼吸を促進する。一般医療機器。
価格／4,000円（税別）
販売元／フィリップス・レスピロニクス合同会社

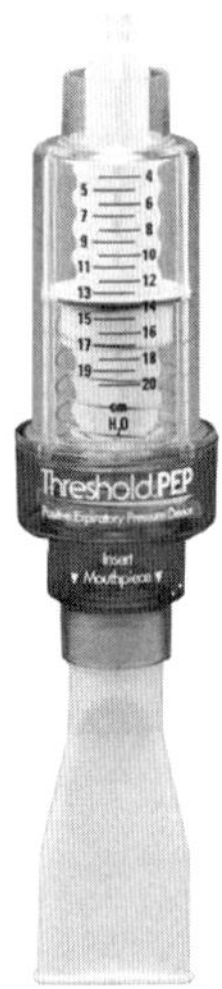

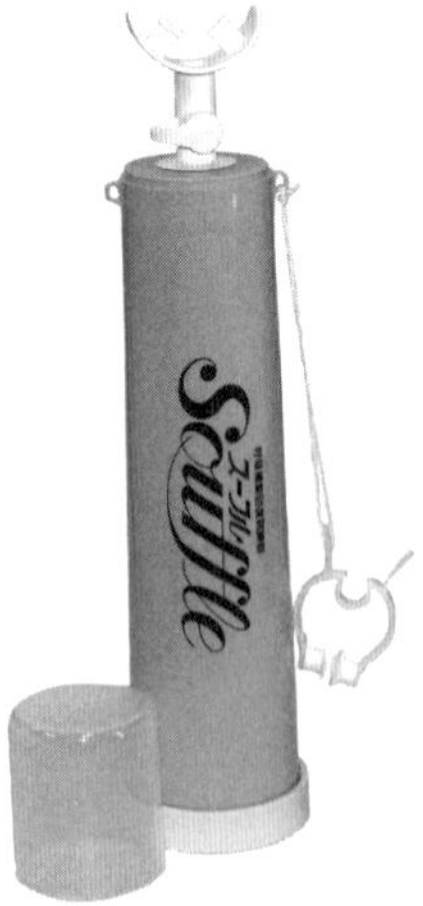

【音と息の意識づけで深い呼吸を起こさせる】
スーフル

呼気の二酸化炭素の一部が再吸入されることにより、1回の換気量が増加。息を吐くと音が鳴り、呼気抵抗が生じて肺活量が増す。使う人の呼吸能力によりプログラムの変更が可能。

販売元／ポーラファルマ

34 水泳の息継ぎで呼吸を意識する

スポーツ選手は、呼吸の重要性を経験的に知っています。

陸上競技で走る選手も、サッカーやテニスなどの球技においても、よい呼吸ができなければ、全身の筋肉組織に新鮮な酸素を送り込み、不要になった二酸化炭素を排出することができず、パフォーマンスが落ちてしまうからです。

どんなスポーツでも呼吸は大切なのですが、**最も呼吸が重要になるのは、やはり「水泳」ではないでしょうか。**

人間は水の中で呼吸ができない――水中で息を吐くことはできても、ガス交換はできない――ため、泳ぐときには「息継ぎ」をしなければいけません。この動作がなかなか難しく、水泳の初級者にとっては最初の関門になります。

最近、元選手だった水泳コーチによる、呼吸を意識したスイミングのテキストが話題になっているようです。

この筆者によれば、より速く長く、効率よく泳ぐためには、「息を吸う」「息を吐く」という動作のあいだに**「息を止めておく」**ことが必要だといいます。

詳しいことは割愛しますが、吸った状態で息を止めると、肺に空気が入って浮き袋になってくれるために、浮力が得られてスムーズに泳げます。

さらに、いったん息を止めることによって、次に水中で息を吐くときに**「吐ききる」**ことを意識するようになり、次の息継ぎの大きな吸気に繋がるということなのだと思います。

これは、呼吸機能を高めるトレーニング法として、とてもよい意識づけだといえるでしょう。呼吸するとき、どうしても「息を吸う」ことばかり意識しがちですが、実は「息を吐く」ことも重要です。

水圧がかかる水の中では、肺に残った空気を「吐ききる」練習がしやすくなり、次に空気をたくさん吸うことができます。こうして効率のよい呼吸ができるように

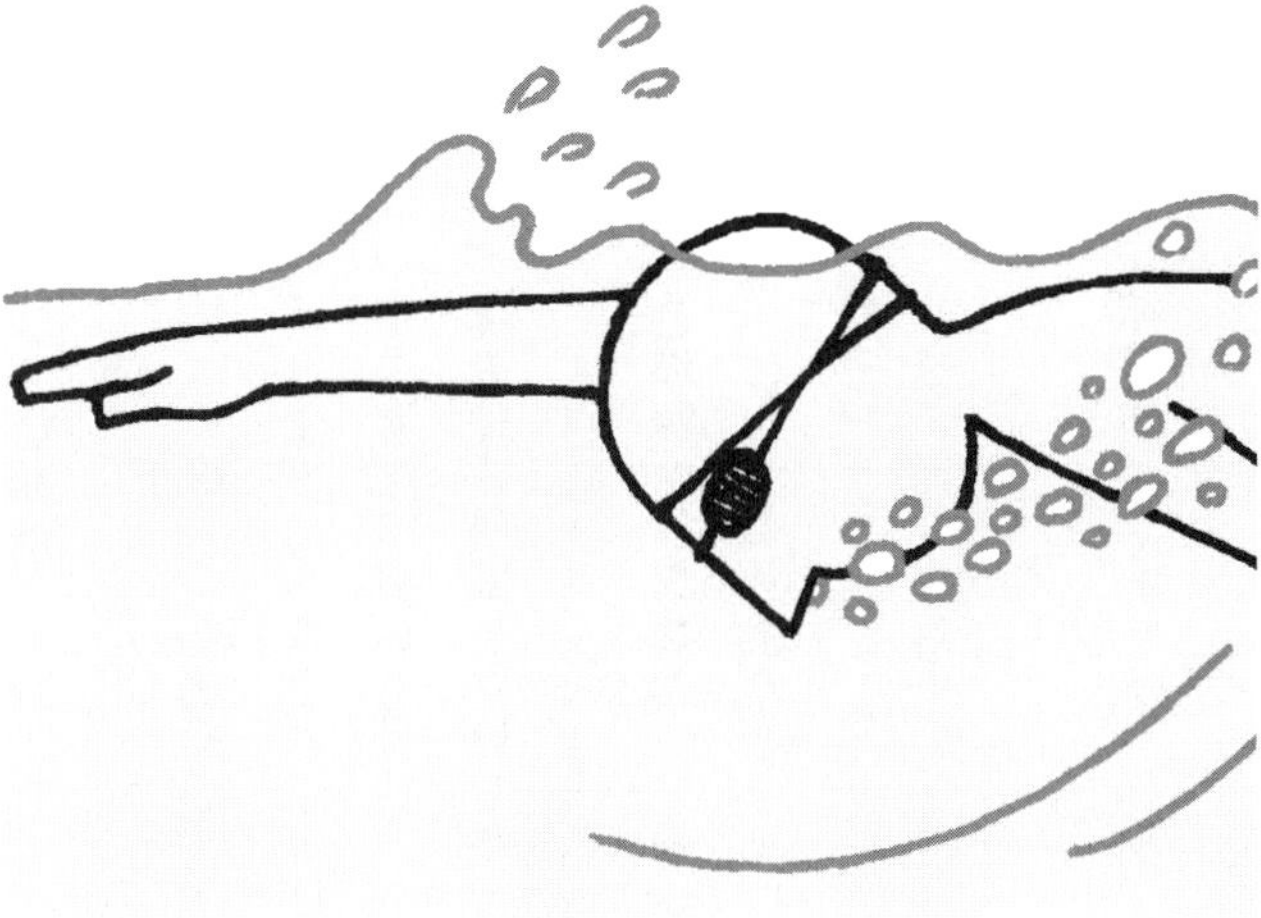

なれば、より多くの酸素を血液に溶かし込むことができるでしょう。

また、特にクロールや背泳などの種目では、ふだんはあまり動かさないような腕や肩、胸の筋肉を大きく動かして泳ぎます。クロールでは体をひねる動作も加わり、**呼吸筋のストレッチにつながる効果もある**と思われます。

私にとって、忘れられない患者さんがいます。

70代前半の女性の患者さんでしたが、喫煙のためにCOPDを患い、息切れなどの症状が悪化していきました。気管支拡張薬などによる治療を続けましたが、肺機能の低下を食い止めることは難しく、症状が進んでしまい、在宅酸素療法（HOT）を導入していました。

自宅では、長いチューブを酸素ボンベにつなぎ、食事をするときもトイレにいくときも、そのチューブにつながれた範囲での生活です。鼻に装着したカニューレから24時間、一定の濃度の酸素を供給されるのですが、洗顔や歯磨きなどをするにも息苦しくて、**休み休み時間をかけてやっと行う**という状態でした。

ところが、ある日酸素ボンベを引いて外来にやってきたこの患者さんが、**「私はプールで泳ぐと呼吸がラクなので、水泳は続けていいですか」**とたずねるのです。

私はびっくりして、よくよく話を聞いてみると、水泳は趣味のひとつであり、週に3、4回は近所のスポーツクラブに通っているというではありませんか。HOTが必要になったばかりの頃は、ゆっくりのペースなら1キロメートルくらいは泳げたそうです。

おそらく、呼吸筋のストレッチ効果と、水中で水圧がかかることによって、息をしっかり吐き出すことができるのでしょう。水中で、水圧に負けないように力を込めて息を吐きますから、１７７ページで紹介した「口すぼめ呼吸」と同様の効果もあると思います。息を吐くときの気道にかかる圧力が、狭くなった気管支を広げ呼吸を助けてくれるのです。

呼吸するのが苦しい患者さんの介助をする人は、後ろ側から両手でビーチボールの空気を抜くときのように、息を吐くタイミングに合わせて胸郭を圧迫します。それが手助けになって患者さんはラクに息を吐き出すことができるのですが、**プールの水圧はこれと同様の効果がある**と考えられます。

プールで泳ぐことによって、誰もが呼吸のことを意識することができます。体が冷えないように気をつければ、スイミングは呼吸力アップにおすすめの種目です。

35 プチ高地トレーニングで呼吸の力を鍛える

陸上の長距離種目や競泳の選手が、シーズン前に**「高地トレーニング」**の合宿を行うという話題を耳にしたことがあると思います。

高地トレーニングが知られるようになったのは、１９６８年に開催されたメキシコオリンピックの開催地が標高２２４０メートルの高地だったために、参加する選手たちの強化対策として実施されてからです。それ以降、世界各国のアスリートが高地トレーニングを取り入れるようになっていきました。

２０００メートルを超えるような高地では、気圧が平地の４分の３以下であるため、酸素濃度が下がって息切れなどが生じますが、低酸素、低気圧の環境下で一定期間以上のトレーニングを続けることによって、体はその環境条件に適応できるようになります。これがいわゆる「順応」です。

この環境下で持久性トレーニングを行うことで、「最大酸素摂取量（1分間に体内に摂取される酸素の体重1キロあたりの最大値）」が高まり、**全身の持久力が増大する効果が期待できる**ため、特にマラソンなどの長距離種目の選手が行います。

高地では気圧が低くなり酸素も少なくなります。それに「順応」するために体は、酸素を運ぶ役割をもつ血中のヘモグロビンを増加させることで対応します。

全身に酸素を行き渡らせる役割をもつヘモグロビンが増えることで、筋肉は活性化され、高いパフォーマンスをより長く持続させることができます。そのため多くのエリートランナーたちは、大きな大会の直前まで高地トレーニングを行って、酸素の運搬能力を最大にして本番に臨むのです。

もちろん、安全な範囲で行えば、一般ランナーにとっても高地トレーニングは有効です。ただし、ある程度の期間続けなければ十分な効果は得られないし、市民ランナーの場合には高地トレーニングを行う環境を探すのは難しいでしょう。

しかし、高地トレーニングは**「低酸素トレーニング」**とも言い換えられるように、高地に行かなくても、訓練用に設けられた「低酸素室」に一定時間以上入っていることによって、高地と同様の効果を得ることができます。

メリットの多い高地トレーニングですが、無理のない負荷とスケジュールに基づいて行わないと、パフォーマンスが落ちるだけでなく、「急性高山病」の症状が出るなど、体への負担が大きいため、細心の注意が必要です。

さて、肺炎を予防したいと思ってこの本を手に取っているシニア世代の読者にとって、高地トレーニングは一見、無関係のようですが、そうとも言い切れません。

呼吸器の主な役割は**自然の大気中に存在する酸素を血液に溶かし込んで体内に届ける**ことです。そのため、環境条件が変化すれば病気と同じような状態にもなるのです。鼻や口から取り込まれた酸素が、体内に運ばれる過程であたかも滝のように減っていく様子と、環境によって生じる違いをグラフのように表してみました。

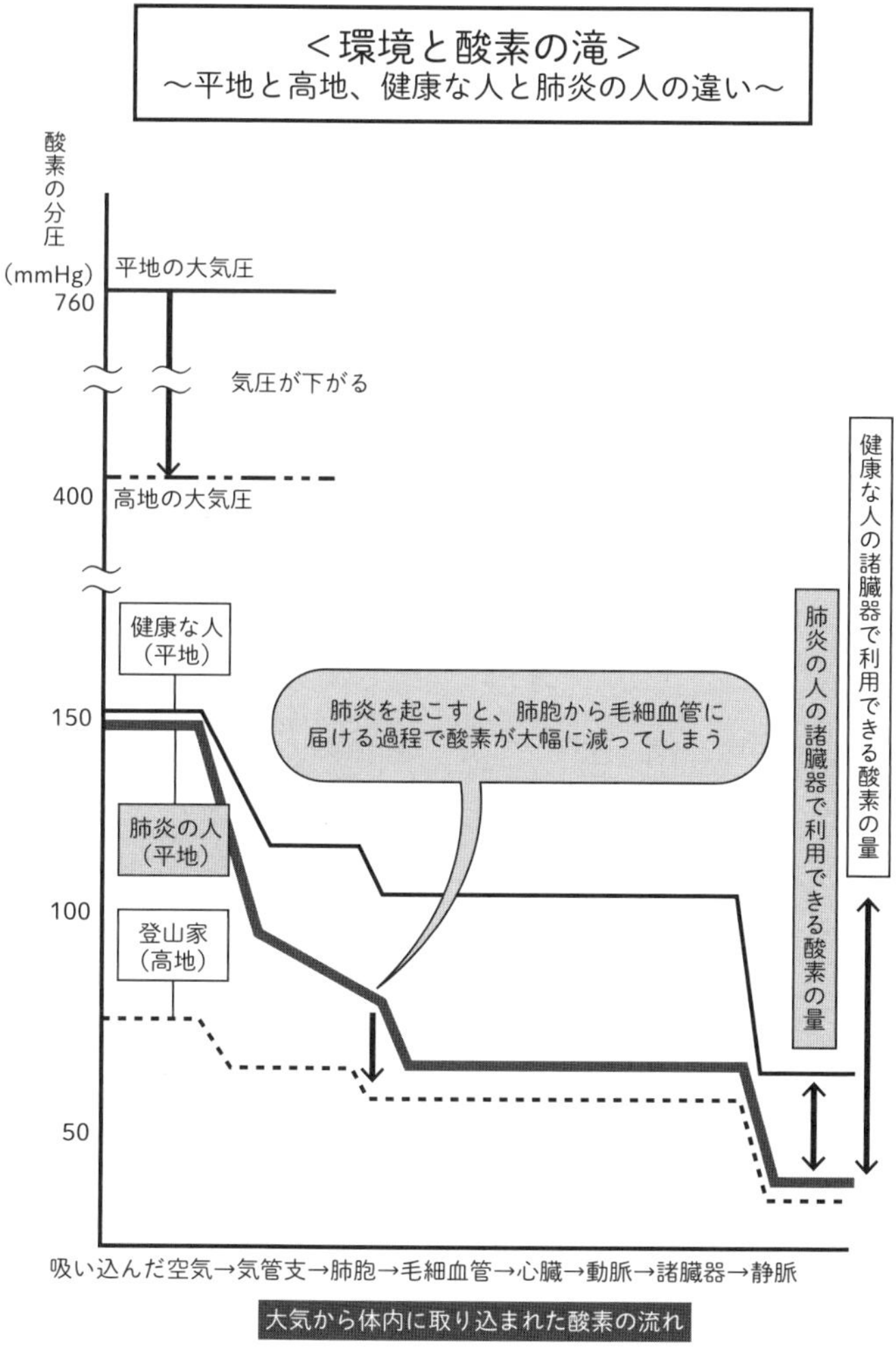
＜環境と酸素の滝＞
～平地と高地、健康な人と肺炎の人の違い～
酸素の分圧（mmHg）
760
400
150
100
50
平地の大気圧
気圧が下がる
高地の大気圧
健康な人（平地）
肺炎の人（平地）
登山家（高地）
肺炎を起こすと、肺胞から毛細血管に届ける過程で酸素が大幅に減ってしまう
健康な人の諸臓器で利用できる酸素の量
肺炎の人の諸臓器で利用できる酸素の量
吸い込んだ空気→気管支→肺胞→毛細血管→心臓→動脈→諸臓器→静脈
大気から体内に取り込まれた酸素の流れ

健康な人が平地で吸い込む空気は、1気圧＝760mmHg（ミリメートルエイチジー）です。酸素濃度は約21％であり、水蒸気圧（温度によって変化）を引いて計算される酸素分圧は150mmHgとなります。

第1章で解説したように、酸素は鼻腔から気管支を通って肺に運ばれ、肺胞でのガス交換によって血液に溶け込み、毛細血管を経由して全身の臓器へと運ばれます。利用できる酸素の量は、この過程でどんどん減少していきます。

登山家が高地にいる場合には、酸素濃度は変わらないのですが、気圧が低いために酸素分圧が低下するのです。ちなみに、標高3776メートルの**富士山の山頂での酸素分圧は、平地の半分近くに減少します。**

COPDなどの病気にかかった場合、この滝の落ちる幅が大きくなるために、進行すると在宅酸素療法（HOT）を導入して**酸素濃度を上昇させる治療**が必要になります。特に、間質性肺炎の場合は、気管支から肺胞の機能は正常でも、肺胞から血管での障害が強いために、使える酸素の量がここで大きく落ち込んでしまいます。

このメカニズムを理解しておくと、呼吸機能と環境とのかかわり、そして呼吸力が落ちるということの意味がよく理解できると思います。

現在、呼吸機能のしっかりした読者の皆さんが、これから高齢期を迎えるにあたって健康を維持して呼吸機能を高め、肺炎などの呼吸器の病気を予防したいと願っているのであれば、山歩きに出かけて**「プチ高地トレーニング」**に挑戦するのもひとつの方法かもしれません。

もちろん、アスリートのようなトレーニング施設ではなく、温泉つきの高原の宿に、可能なら1週間くらい滞在して、毎日山歩きを楽しむことが理想的です。

すでに呼吸器の機能が低下して、つねに酸素を携行している人の場合、標高1000メートル以上の高原に滞在するときには配慮が必要です。

あらかじめ業者さんに依頼して、酸素濃縮器を配置してもらいます。血液中の酸素をチェックする酸素飽和度計を購入済みの人は、計測値を目安に酸素量をあらかじめ決めておくこともあります。肺炎を起こすと、大気の酸素分圧には変化はありませんが、吸いこんだ空気が気管支と肺を通って血液に届ける段階で障害が生じ、体内で利用できる酸素が少なくなるからです。

36

音楽の趣味は喉と呼吸筋を鍛える

呼吸力を高めるためには、胸郭が広がりやすいようにストレッチをするなど、全身的なエクササイズが有効です。

それらにプラスして、喉を集中的に鍛えて誤嚥性肺炎を予防するためのスポットエクササイズとして、**コーラスやカラオケなどで歌を歌ったり、管楽器の演奏をしたりするのもいいでしょう。**

口を大きく開けて大きな声で歌うとき、自然と深く大きな呼吸をするようになり、腹式呼吸を体得することができます。肺活量や呼気量を向上させるためのよいトレーニングにもなるでしょう。また、歌詞がはっきり伝わるように歌うためには、口をよく動かす必要があります。これも、あごや頬の筋肉を鍛えます。

また、歌うことだけでなく、「朗読」や「早口言葉」なども、口を動かして声を出すために有効です。定年退職後に聴覚障害者のための朗読サークルに入って、定期的にボランティア活動をしている人もいます。

声を出すことは、呼吸をすることです。

喉頭も声帯も、年齢を重ねるごとにその筋肉はやせ細り、動きもぎこちなくなって老化していきます。もし、昔に比べて極端に声が小さくなったり、声がかすれたりしていることに気づいたら、発声練習をしてみてください。

また、管楽器を演奏することも呼吸器のトレーニングになり、呼吸機能を強化することが期待できます。

今からなにか新しい楽器の演奏を習ってみようという人は、呼吸器の強化を兼ねて、フルートやサックス、トランペット、トロンボーン、あるいは尺八やハーモニカなどの楽器に挑戦してみませんか？　これらの楽器の演奏には、**歌うことよりもさらに吐くときに抵抗がかかりますから、前述したトレーニング機器と同様の効果**

が期待できます。

プロの歌手が「ボイストレーニング」をするのと同じように、管楽器の奏者は、楽器を演奏するまえに**「ブレストレーニング」**と呼ばれるような呼吸の訓練をするそうです。

しっかり息を吸って強く息を吹き込む呼吸をマスターしなければ、いい音を出すことができないからなのでしょう。

ところが先日、知人から次のような話を聞いてびっくりしてしまいました。

フルートのコンサートを聴きに行く機会があり、フルートだけのオーケストラで素晴らしい演奏を聴くことができて感激したそうです。フルートにもいくつか種類があり、直線でなくJの字型に折れ曲がった大きなバスフルートや、さらには大人の男性の身長よりはるかに長い4の字型のコントラバスフルートなどもあるとか。

初めて見る楽器の重厚な音色に驚きつつ、おおいに演奏を楽しんだのだそうです。

ところが、休憩時間になったとき、その巨大なコントラバスフルートを吹いていた奏者が、喫煙所でタバコを吸っている姿を目撃したというのです！

「あんなに大きな管に息を吹き込むのだから、相当な肺活量を必要とするはずなのに、**タバコを吸っていて大丈夫なんでしょうか……**」と、知人は心配していました。

もちろん、喫煙することが管楽器の演奏にいいはずはありません。しかし、その奏者にとっては、毎日コントラバスフルートを演奏することが呼吸筋のトレーニングになっているはずです。

ゆっくりと長く吹いたり、激しく強く吹いたりすることは、かなりの呼吸筋の負荷になるはずです。日頃から演奏することによって十分な筋力がついているため、喫煙して肺や気管支が傷ついていたとしても、呼吸筋力で代償しているのかもしれません。

しかし、だからといってフルートを吹いていれば喫煙しても大丈夫だというわけではありません。**ニコチンやタールをはじめ、タバコの有害物質は美しいフルートの音色でも絶対に消すことはできない**からです。

おわりに

この本を書き進めながら、どんなタイトルをつけたらよいか、ずっと考えていました。すばる舎の方々と話し合ううちに、今のタイトルを提案されましたが、患者さんの命を助けるために働いている医師として、「殺されないための」という表現はいかがなものかという迷いがありました。

しかし、いろいろと考えるうちに、「死なないための」ではなく、「殺されないための」というところに意味があると思えるようになってきたのです。

超高齢化社会はさらに加速して、おそらく、肺炎で亡くなる人はさらに増えていくと思われます。誰もがいずれ終焉を迎えるとすれば、最期は呼吸器や心臓、脳など生命を維持するために必須な臓器に加わったダメージが、とどめの一撃となります。そのことは避けて通れない事実です。

第1章でも述べたように、肺炎に対しても、打てる手は打って、十分に生ききったという実感さえあれば「肺炎に殺された」と捉えるのではなく「最後は肺炎で静かに息を引き取った」と捉えることができるのではないかと思います。

そう考えながら、私は父のことを思い出していました。

80歳の時に転倒して頸髄を損傷し、四肢麻痺で寝たきりになってからは、故郷の母だけでは介護力の限界もあって、特別養護老人施設に父のケアをお願いしていました。献身的な介護のお陰で、車椅子での移動ができるくらいにまでに回復しましたが、胆嚢炎《たんのうえん》による手術や床ずれ（褥瘡《じょくそう》）に生じた感染など、次から次へと問題が生じました。

数年が経過し、父は認知機能も意識も低下して、最終的には呼吸状態が悪くなりました。ちょうど病院の当直明けに連絡を受けて飛行機で帰省し、ひと晩泊まり込んで付き添い、家族と交代で気管に「ゴロゴロ」と絡む痰を吸引しました。発熱もあったため、「軽い肺炎は起こしているだろうな」と思いましたが、家族間で話し合い、「治療しない」という選択をしました。

翌日、父は静かに息を引き取りました。しかし、私たちは父が「肺炎に殺された」とは感じなかったのです。

この本で紹介した内容には、医学的に効果が証明された方法もあれば、理論的にはよいだろうと思われても、科学的な根拠には乏しいものも含まれています。しかし、かかってしまった肺炎の治療をすることはできても、われわれ医療者には日頃の予防のガードランナーであり続けることはできません。

そこで、肺炎を予防する、悪化させない、くり返さないために、皆さん自身が生活のなかでできることはないかと知恵を絞り、この本にまとめました。

読者の皆さんの肺や気管支の余力、全身の免疫力はひとりひとり異なります。

どうかこの本をきっかけにして、ご自身の肺という臓器と呼吸の営みに関心を持っていただき、健やかな老後とやがて迎えざるを得ない死についても見直していただくきっかけになれば幸いです。

２０１９年2月

生島壮一郎

参考文献・参考サイトなど

生島壮一郎『肺が危ない！』（集英社新書）
『セルフメディカ 予防と健康の事典』（小学館）

日本呼吸器学会ホームページ
（一般向け「ストップ！ 肺炎」webパンフレットあり）
www.jrs.or.jp/

日本禁煙学会ホームページ
www.jstc.or.jp/

肺年齢.net
www.hainenrei.net/

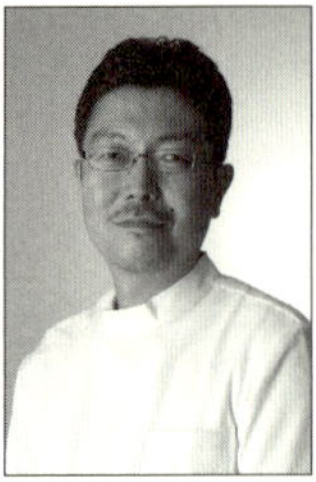

〈筆者略歴〉

生島 壮一郎（いくしま・そういちろう）

1962年、鹿児島市生まれ。

産業医科大学卒業後、日本赤十字社医療センター内科医員、呼吸器内科医員、同副部長、部長を経て現在は企業での産業医を主務としながら、日本赤十字社医療センターでの呼吸器内科外来診療も続けている。自身の手術後の治療と就労の問題に直面したことを契機に約30年間の呼吸器疾患全般にわたっての臨床経験をもとに診断・治療から予防医療・禁煙活動などに軸足を移して活動している。

著書に『肺が危ない！』（集英社新書）がある。

肺炎に殺されない！ 36の習慣

2019年 2月21日 第1刷発行

著 者――生島 壮一郎
発行者――徳留 慶太郎
発行所――株式会社すばる舎
東京都豊島区東池袋3-9-7 東池袋織本ビル 〒170-0013
TEL 03-3981-8651（代表） 03-3981-0767（営業部）
振替 00140-7-116563
URL http://www.subarusya.jp/
装 丁――小口 翔平＋永井 里実（tobufune）
編集協力――ヨシモト新企画
イラスト――小松 希生
印 刷――図書印刷株式会社

ISBN978-4-7991-0778-2